住院有时，
出院有时

我 们 和 他 们 的 故 事

牛皮 著

咩姐 图

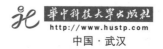

华中科技大学出版社
http://www.hustp.com
中国·武汉

图书在版编目（CIP）数据

住院有时，出院有时 / 牛皮著；咩姐图. — 武汉：华中科技大学出版社，2017.7

ISBN 978-7-5680-2911-7

Ⅰ.①住… Ⅱ.①牛… ②咩… Ⅲ.①医院—人间关系 Ⅳ.①R197.322

中国版本图书馆CIP数据核字（2017）第126895号

湖北省版权局著作权合同登记 图字：17-2017-105号

原著：《住院有时，出院有时：我们和他们的故事》

作者：牛皮 绘者：咩姐

中文简体字版©2017年由华中科技大学出版社发行

本书由厦门凌零图书策划有限公司代理，经红投资有限公司青森文化授权，同意经由华中科技大学出版社，出版中文简体字版本。非经书面同意，不得以任何形式任意重制、转载。

住院有时，出院有时   牛皮 著
Zhuyuan Youshi, Chuyuan Youshi   咩姐 图

策划编辑：郭善珊
责任编辑：李 静
封面设计：傅瑞学
责任校对：北京佳捷真科技发展有限公司
责任监印：朱 玢
出版发行：华中科技大学出版社（中国·武汉）   电话：（027）81321913
            武汉市东湖新技术开发区华工科技园   邮编：430223
录 排：北京欣怡文化有限公司
印 刷：北京印匠彩色印刷有限公司
开 本：880mm×1230mm   1/32
印 张：6.5
字 数：82千字
版 次：2017年7月第1版第1次印刷
定 价：39.00元

南丁格尔誓言

余谨以至诚，于上帝及会众面前宣誓：
终身纯洁，忠贞职守。
勿为有损之事，勿取服或故用有害之药。
尽力提高护理之标准，慎守病人家务及秘密。
竭诚协助医生之诊治，务谋病者之福利。

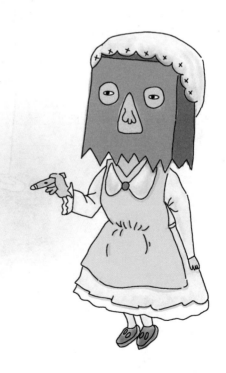

牛皮

招牌牛皮纸袋
（其实是咩姐懒得画发
型表情而设计的造型）

万年死鱼眼，
具有洞悉世间人事物的才能

双手皮肤粗糙，
但热爱执行各种护理任务
及写文章

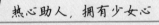

热心助人，拥有少女心

双腿健壮有力，跑得快，
特别是急救的时候

咩姐

好像在很认真听人家
讲话，其实大多时候
是失焦与放空

招牌小画家帽

不按常理出牌，
鬼点子一堆

尽可能暴露搏版面，
内心很多小剧场

造型多变，
也是为了搏版面
(到底多怕自己没版面啊)

喜欢东画西画，
但如果认真要画⋯⋯
就会画不出来

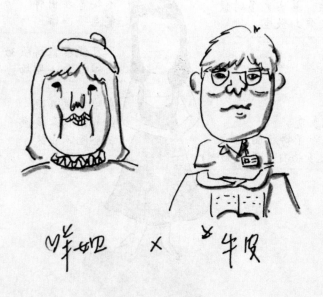

自序

"来合作吧。"咩姐某一天下午对我说。

于是，我们就开始了一个人画图、一个人写字的创作生活。

很多人都以为当护士的人，从小就有救助世人的伟大梦想，但这个说法对我来说，一点儿都不适用。在踏入医院之前，我没有助人的热忱，也没有奉献自己的念头。我只是一个到了该赚钱养家的年纪的成年人。

然而，踏入医院之后，一切都改变了。

第一次家属昏倒在我面前。

第一次病人在我眼前吐血身亡。

第一次病人气若游丝地对我说谢谢。

第一次我和外佣一起把病人从地板上抱起来。

第一次我跨坐在病人身上把他的肋骨一根又一根地压断。

第一次我打开心门让可爱的病人走进我的心里，最后我却眼睁睁地看着她离开。

很多很多的第一次，改变了我对生命的看法。

当同年龄的人们还在为了爱情痛哭流涕的时候，身为护士的我们已经在思考生命的重量。

我们每一个人从出生的那一刻开始，就在走向死亡。

死亡是一生的课题，等到老了之后再来思考，就太迟了，因为，我们要用一辈子的时间来学习怎么道别。

谢谢编辑和出版社给我们俩这个机会，让我们把眼睛看到的、心中所想的，全都化为具体的图文。希望看到本书的人能和我们一起思考生命的价值。

喜欢画画的咩姐和喜欢文字的牛皮敬上

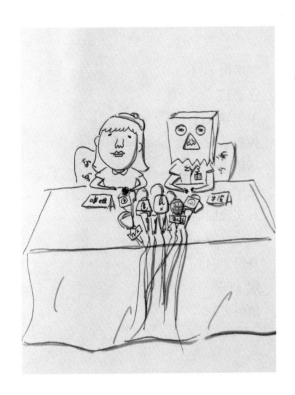

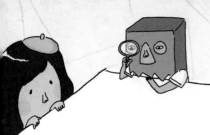

目录

哭有时，笑有时。

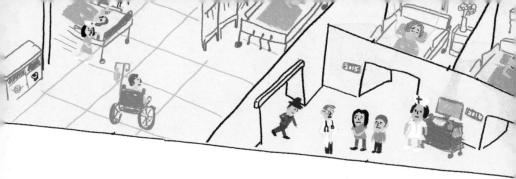

生有时，死有时。

寻找有时，失落有时。

哭有时，
笑有时。

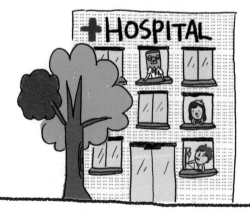

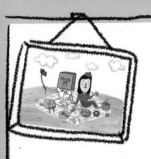

如果你在医院看到护士们面无表情地走过，

千万不要误会他们没有感受。

面无表情，也许就是答案，

因为有时候，不知道该呈现什么样的表情。

当你们知道了护士所面对的事情，

或者就知道他们面无表情背后的样子了。

鸭嘴钳

窗帘半遮的单人房，雨滴敲在窗上，滴答、滴答。

阿姨用气声对我说："刚才，谢谢你。"

不是为了救助世人而成为护士，至少，我不是。
在成为护士之前，我不懂体谅，也不懂关心。

犹记得，因为病情需要，妇产科医生拿着鸭嘴钳来到病房，准备替阿姨进行内诊。内诊，是将金属制的鸭嘴钳插入阴道，检视是否有病灶。而无论动作多轻柔，当那冰冷的金属器械进入最私密的地方，对女人来说，感觉都会像被强暴一样痛苦。

那天，雨下了一整天，窗外的天空是沉甸甸的灰。妇产科医生请阿姨的先生到病房外等待。我将窗帘拉下，替躺在床上无力活动的阿姨褪下外裤和内裤，再将她的双腿分开，摆成方便检查的姿势。

妇产科医生已就位，他手里那把鸭嘴钳在阴暗的室内闪着刺眼的银光。

"阿姨，忍耐一下喔。"医生边说边开始工作。

我站在病床边，看着阿姨皱起眉头、闭上眼睛。

不知道为什么，我下意识地伸出手，把她的左手握在我的右手掌里。我记得她手的触感——冰冷、潮湿。当妇产科医生把鸭嘴钳插入阴道的瞬间，我用力地抓紧阿姨的手，而阿姨也在那一刻抓紧了我的手。

谁抓得比较用力，我忘了。我只想着要用力抓紧她无助的手。看到鸭嘴钳混着血水和润滑剂被抽出来的时候，我才松开阿姨的手。

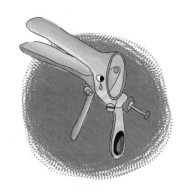

稍晚，我为了做治疗再次进入阿

姨的病房。因为身体不舒服，阿姨一直很少说话，即使有回应，也只是点点头。

然而阿姨却用气声对我说："刚才，谢谢你，谢谢你抓住我的手。"

在一样阴暗的室内，我的眼角有一点点泪光。

一开始，我不是为了救助世人而成为护士，我没有那么伟大的梦想，然而在成为一名护士以后，我学会了体谅，也学会了关心。

工作可能只是赚钱的渠道，但如果可以从工作当中得到用钱买不到的经验和体会，那就非常重要了。

伤

　　傍晚五点半，病人离世了，我们将病人身上所有的导管拔除，为他擦拭遗体，给他穿上他喜欢的衣服。我和同事合作，熟练地进行遗体护理，为病人的人生画下完美的句号。

　　走出病房，我摘下口罩，正在洗手的时候，要下班的同事走过来问我："哎，你晚餐要吃什么，我帮你买回来。"

　　"那就帮我买牛肉面吧。"我一边把口罩丢进垃圾桶，一边回答。

　　"病人才死掉，你竟然还吃得下饭。"耳边清晰地传来这句话。我转头看着声音的来源，那是住在刚刚过世的那位病人旁边的一位先生。他对我说的这句话，也是很多人想对医疗人员说，却又不敢说的话。

　　有些人觉得医疗人员应该满怀爱心和同情心，病人痛的时候我们要难过，病人不舒服的时候我们要心痛（最好流下几滴眼泪更好）。像这种在病人过世之后还讨论晚餐要吃什么的行为，是一种冷血的表现，但说这些话的人，又对我们了解多少？

你们不明白，我们的心在卸下"专业"之后，早已伤痕累累。

傍晚五点，该是早班下班的时刻，却因为突如其来的状况，我们又重新戴上已经摘下的口罩，绷紧已经放松的神经，打开病房房门，开始一场新的"战斗"。

病人早已病入膏肓，点滴架和各种医疗机器摆满了单人房，像简陋的加护病房。一个小时前还可以点头示意的病人，一个小时之后，双眼上吊、意识不清、呼吸费力、四肢冰冷、没有血色，连一条可以置入软针的血管都找不到。

我们埋头苦干，试图建立几条输入点滴的"途径"：针插了进去，失败；抽出来，再插进去，又失败；再抽出来，却连一滴

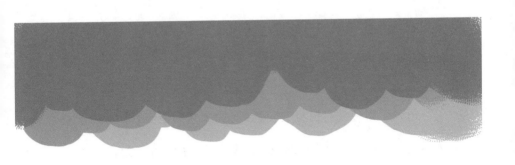

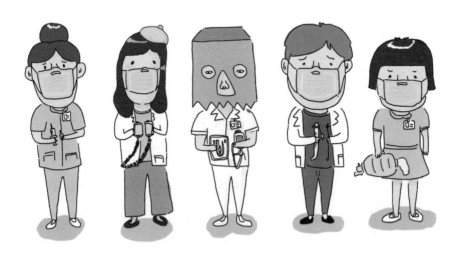

血也没流。他呼吸的方式像一条被打捞上岸的鱼，再不插管，他便活不下去了。

每一个角色都有自身的职责：身为太太为他伤心，身为子女为他坚强，身为医疗人员的我们，则为他执行医疗行为。

身为医疗人员，我们没有时间陪你们哭泣。

你们不明白，我们熟练的动作是踩踏着别人的生命而来的。
你们不明白，我们冷静的判断是建筑在过去的挫败之上的。
你们不明白，我们一路走来承受了多少生命的压力。

不要说，我们不懂你们的难过。
你们又怎么会懂我们曾经夜不能眠。

多少个夜晚，在急救过后，我躺在床上，耳边仍听得见机器刺耳的声音，闭上眼仍看得见病人放大的瞳孔，手掌中仍感受得到肋骨断裂的触感。

你们不明白，我们的心在"专业"的武装下，仍然会受伤、会撕裂、会破损。

伤口愈合变成疤，一片伤痕累累。

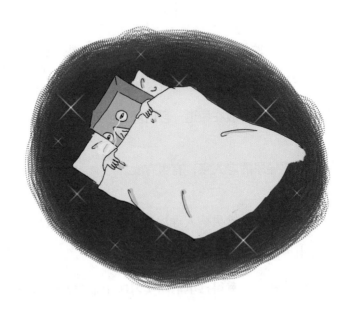

关于导尿这件事

平常可以自行解尿的人是不需要导尿的，导尿适用于一些无法顺利将尿液排出体外的人，譬如长期卧床膀胱神经受损，或者接受了手术的人等。我所在的内科病房，常常会碰到一些原本排尿功能很正常，但住院住久了，突然一个瞬间就尿不出来的老人家。像这种时候，就需要导尿。

导尿分两种，一种是单次导尿，只需要把管子放进尿道里，把积在膀胱里的尿液引出之后，就可以拔除管子；另一种则是留置尿管，将尿管放在尿道一段时间，协助病人将尿液排出膀胱。

需要导尿的老人家，有男有女。

一般来说，给男病人导尿通常由实习医生执行，给女病人导尿则由护士执行。

但我是一个懒得打电话叫实习医生来的人，一来我觉得实习医生很忙，能自己做的事情就自己完成；二来是给男生导尿比给女生导尿简单许多（除非有前列腺肥大），何必求人？

为什么说给男生导尿简单呢？

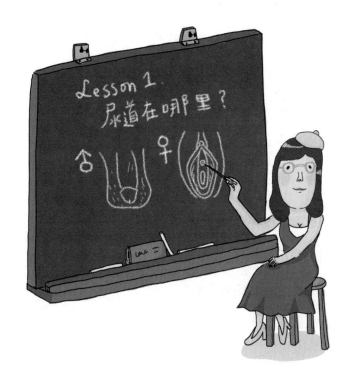

男人的下体就只有两个洞，一个肛门和一个尿道毗邻而居，没有第三个了（如果有男性朋友发现自己下体有三个洞，请尽快去医院检查，谢谢），再加上男人的尿道几乎是一脱下裤子就在那里跟你打招呼，毫无神秘感可言；反观女人的，简直就是秘境啊。

　　看到这里，一定会有人说：女生的也很明显啊，洗澡的时候都会摸到。不不不……说出这话的人真的是一点儿都不了解女人啊，我敢赌上我的护理生涯，你摸到的地方，绝对不可能是尿道，那绝对是阴蒂。

　　很多人都认为阴蒂和尿道是你侬我侬两相好，但这是错误的观念。所谓阴蒂，是让你在和爱人行房的时候更有感觉的地方，而尿道则是藏身在阴道里面的，要细细寻找（它是藏身在阴道里面的，请牢记）。在某些人身上，它甚至会像变色龙一样伪装成阴道的样子，找都找不到。

　　我是说真的，不要不相信我，我有很多护士朋友可以替我作证。

　　虽然这是一个一生都不知道也没什么关系的知识，我们可以照常结婚生子年华老去，但是，当这错误的观念影响到护士执行医疗行为的时候，就相当严重了。

有一次，有个长期卧床的阿嬷突然说尿不出来，她的膀胱胀得像西瓜那么硬。我对阿嬷的女儿说："我替阿嬷导个尿，先看看膀胱里面的尿多不多，再决定是否要放长期尿管。"

阿嬷的女儿点头答应，我请她帮我扶着阿嬷的大腿，维持双腿大开的姿势。

这时，困难的事情来了。阿嬷很胖，她的大腿肉盘踞在阴道前面，像城墙一般，捍卫着阿嬷的神秘家园。我和她女儿花了一点力气把阿嬷横亘的"万里长城"暂时推开，我以为我可以"进城"了，却没想到阿嬷的阴道前面还有厚实的"城门"——外阴部牢牢挡着啊！

我右手拿着无菌尿管，左手用大拇指和食指、中指撑开包围阿嬷阴道的"城门"。这时,我的眉心开始流汗,左手开始发酸。

终于,在我左手努力拨云见雾下,我看见阿嬷的阴蒂了,只差一步就可以看见阴道。这时,阿嬷的女儿突然开口:"哎,在那儿啊,你快点把尿管放进去啊!"我心想:你怎么这么厉害?我连面纱都还没掀开,你就看到阿嬷的尿道……

由于我的左手手指真的撑得很酸,所以我想都没想就顺着她的话问:"在哪儿?"阿嬷的女儿激动地说:"就在那儿啊!你怎么没看到?我都看到了!就是那个凸起来的啊!你快点把尿管放进去啊!"

天啊!阿姨,那是阴蒂啊!你不要乱指点迷津啦!

"阿姨,那个不是尿道啦!"我大声回答她。

"怎么会不是?就是那个啊!快点放进去,我妈膀胱胀得很不舒服!"阿姨激动地说。

阿姨啊,菜市场可能是你的领域,但是女人的下体是我的领域啊，你别在关公面前耍大刀却砍到自己的脚呀。我决定不管她，自顾自地往里面找到尿道，顺利将尿引了出来。

结束导尿之后，阿嬷的女儿一脸惊讶："天啊，我都不知道原来尿道是在别的地方啊！"

没关系的阿姨，这只是一个你一辈子不知道也不会有遗憾的小知识而已。

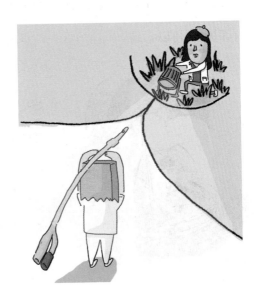

蟑螂

和住家一样，只要有食物的地方，就可能会有蚂蚁和蟑螂。病人的桌子上出现蚂蚁，或病房的地板上出现蟑螂是常有的事，有时候还可以看到一整排蚂蚁在勤奋地搬运病人的食物。蚂蚁也

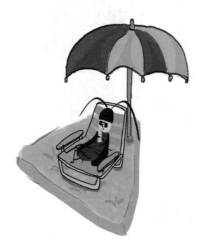

就算了，倒不会令人觉得太过恶心，但蟑螂……特别是大个儿的蟑螂，出现的时候真的很令人抓狂！

在此和各位分享我在医院和蟑螂"交手"的经验……

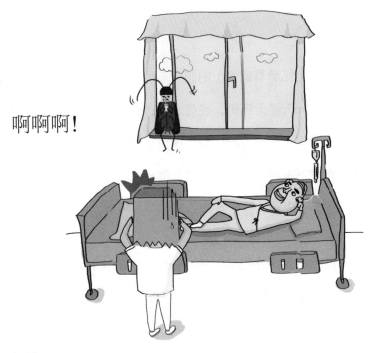

啊啊啊啊！

事件一

大叔躺在床上，指着窗帘对我说："怎么有蟑螂？"他的语气很淡漠，仿佛看到的是一只小狗，但他看到的是蟑螂啊。

是蟑螂啊，是一只目测约七至八厘米长的肥大蟑螂。

它趴在窗帘上，一副随时要展翅高飞的样子。

它肥大到我可以清楚地看到它抖动翅膀准备起飞，它在抖动翅膀……

我的记忆随着窗帘上的肥大母蟑螂，回到了好久之前的某一天……那一天是大夜班，凌晨六点，窗外是渐渐泛起鱼肚白的天空。我叫病人起床，准备帮她抽血。阿嬷很胖，胖到血管被脂肪堆积在皮下不知道第几层，真的很难抽，但我下定决心不让阿嬷痛两次，一定要一针见血。

　　我光找血管就找了大概五分钟，在确认好血管的位置之后，我把针头往阿嬷的手肘窝一戳——就在我准备回抽的时候，我的左眼眼角余光感到有黑点在移动。我心想：绝对不可能是飞蚊症发作，因为那黑点太大了。

　　其实我可以不去理会，赶快把血抽完，但我是个好奇心旺盛到很犯贱的人，于是，我抬头了。

　　没错，我抬头往那个黑点看去。
　　哦，不！！
　　一只超大的黑色蟑螂在白色墙壁上急速行走，而且一副要往我这里冲刺的样子。

　　不！！

　　怎么办？怎么办？怎么办？啊！！

　　我手上还拿着针，而针还插在阿嬷的肉里，然后血还没抽出来，我现在完全处于进退两难的境地，但我已经没有心思抽血了。我很想大叫，但阿嬷睡得很香，浑然不知她头顶上有只大蟑螂正在晨跑。我的胳肢窝开始渗出汗，我一直盯着它。

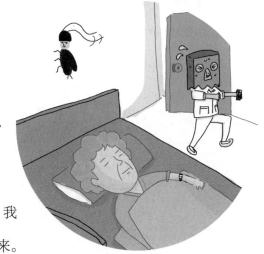

　　拜托不要冲过来……

　　拜托不要冲过来……

　　拜托不要冲过来……

　　拜托不要冲过来……

　　我在心里大喊。

　　但蟑螂好像有灵性一样，我不想要它过来，它就偏要过来。

突然，它一个转身，朝我急速俯冲。

啊！！

我的心脏要跳出来了，好在它离我还有段距离——毕竟是蟑螂，快也不会快到哪里去。我低头，迅速把血抽出来，再迅速地把针拔出来，再把纱布盖上伤口，然后飞也似的跑出病房。

什么？你说我怎么可以把阿嬷丢下，让她跟蟑螂独处……唉，我没有把针筒插在她的肉里就逃走已经够仁至义尽的了。护士也怕蟑螂啊！

事件二

清晨，我走进病房，想看看放在病人鼠蹊部的管子有没有出血。我和阿姨道了声早安，掀开她的棉被——正所谓哪壶不开提哪壶，我这是哪床不该掀开掀哪床……

一掀开，管子还没看到，就先看到一只才刚出生的"小小强"。刚出生的"小小强"果然"初生牛犊不怕虎"啊，活生生地站在病人的大腿根部，**我的妈啊！**

我的眼睛在心中瞬间变成铜铃眼，但真正的眼睛还是跟野口（动画片《樱桃小丸子》里的野口笑子，眼睛很小）一样小，这年头护士很难当，如果对病人大叫"有蟑螂在你身上"成何体统？我假装冷静，四处寻找卫生纸，但病人周围就是没有卫生纸。我腋下开始冒汗。

就在这时，"小小强"可能感觉到了我的杀意，它像被惊扰的蚂蚁一样开始乱窜，然而它所处的地理位置是大腿根部，**是大**

腿根部啊! 如果它一头窜进阿姨的……**我活生生无语问苍天。**

我心中百转千回,但阿姨浑然不知,她以为我只是在看她鼠蹊部的管子,但这种时候谁还有心思看管子?

"小小强"继续奔走逃命,眼看就要逃进阿姨的秘密地带……

天啊!你不能跑去那里面!情急之下,我心一横眼一闭,伸手一捏,"小小强"被我捏死了。

我徒手捏蟑螂啦!救命啊!我的妈啊!

我在家里是看到蟑螂会呼叫妈妈来处理的那个人,现在竟然为了病人徒手杀蟑螂,如果妈妈知道这件事,她可能会骂我不孝女啊。

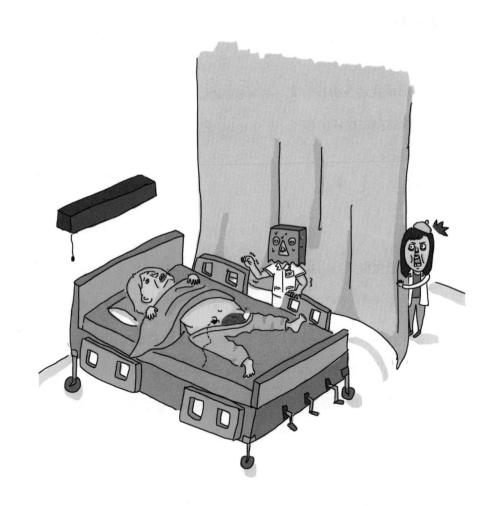

指甲缝

那是我还在护校做实习生时候的事。而我相信大概有半数的护士都碰到过这样的事。

我盯着我的食指。

希望这不是真的。

我把食指举得离身体远远的，皱着眉头盯着它，好像看到大便一样皱着眉头，不……不是"好像"看到大便，是**真的看到大便**。

有一坨屎卡在我的食指指甲缝里。即使把食指举得远远的，我还是可以很清楚地看见那坨屎，咖啡色的屎。

我想大叫，但是我不能这么做，因为我正在实习，我只能假装冷静。

时间回到十分钟前，学姐拿着塞剂走到我面前。

"你会塞塞剂吧？"她一边说一边晃着药袋。

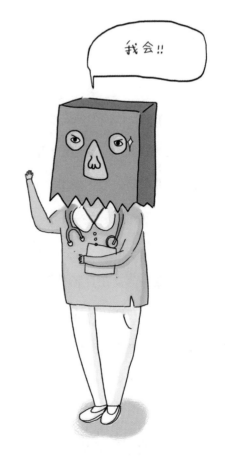

　　"我会！！"我眼睛发亮，身为实习生最渴望的就是亲手执行临床操作。

　　"走吧，我们一起去帮病人塞塞剂，让你做。"学姐笑着说。

　　我跟着学姐走进病房。病人是个全身肌肉僵硬而且挛缩的老人家，他五天没大便了，需要一点药物帮助排便。我和学姐一起帮病人翻身，让他变成左侧躺。学姐在床的另一侧帮我扶着病人，我弯腰寻找肛门。确定肛门的位置之后，我把抹了润滑油的塞剂用食指推进病人的直肠里。

直肠是个空腔，把药物塞进去的感觉像把手指伸进吹满气的气球里面。药物在直肠里会被体温融化，接着刺激肠道蠕动，进而排便，但在便秘的病人身上，常常会发现直肠里充满粪便，这种时候，得先把卡在直肠里的粪便挖干净，才能使用塞剂。

我的食指随着塞剂进入病人的直肠里。这时，我的指尖感觉到一种硬硬的异物感。

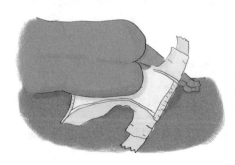

"学姐，里面好像……好像很多大便……塞剂卡在大便里面了。"我的食指还插在病人的直肠里，进退两难。

"是喔……"学姐想了

想，"好吧，那你就开始挖吧！"她笑着说。

"啊？！"

"把大便挖出来，挖干净了塞剂才有效啊。"她笑得好像在说"这菜很好吃你吃吃看"，但她可不是在叫我吃菜，她是在叫我挖屎。

尽管心中有千百个不愿意，但我还是照做了。我拼命地挖，从病人直肠里挖出来的大便，堆在尿布上像小山丘。我努力地挖，却忽略了食指指间传来的触感越来越清晰。

"好了，没有大便了。"我说着把食指从病人的直肠里拔出来，准备脱手套的时候，我看到手套上破了一个洞，一个不算小的洞，我可以看见食指的指纹和指尖沾满了屎……

病人的屎卡在我的指甲缝里啦！！

"哎呀，"学姐看着我的手，"下次肛挖的时候要戴两层以上的手套哟。"

她依然笑着对我说，但我却很想哭……

那一整天，我一有时间就跑去洗手，但不管怎么洗，都还是觉得有屎卡在指甲缝里。

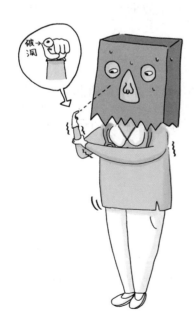

吃屎

我把头埋在洗手池里，把水龙头的水量开到最大，不断往嘴里灌着水。我对着水龙头张开嘴已经将近十分钟了，只差没把它吞到肚子里，然而不管我漱口漱了几次，我还是可以闻到一股大便味，从喉咙发出来的大便味。

我不喜欢戴口罩，即使这是工作规定必须要佩戴的一件防护品，我还是很不喜欢戴。同事常常对我说："口罩戴着啦，要保护自己。"但我总是对她们摆摆手。于是，今天我得到报应了。

时间回到二十分钟之前。

我走在病房走廊上，经过一间又一间病房，正准备回护理站。
"哎，过来帮我一下。"同事的声音从左手边的病房传出。我走进房间，看见她正在替病人换尿布。
"我们一起换，阿嬷太胖了，我自己一个人没办法。"

"好。"我说着，走到病床的另一边。

"你的口罩呢？"

"我今天没戴。"我撕开尿布的固定贴纸。

"去戴啦，你先去拿口罩，我们再来换。"同事对我大叫。

"哎呀，没关系啦！又不会换很久。"我又摆摆手，像平常一样不在乎。

我们把阿嬷翻成侧卧的姿势，同事在床的对侧挡着她，以防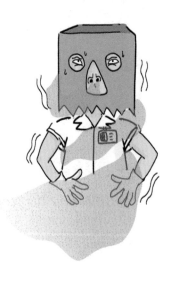她从床上跌到地上；我迅速打开尿布。尿布打开的瞬间，再熟悉不过的粪便味扑鼻而来，充满了整个房间，同事和我不约而同地皱起眉头。我看见她戴着口罩的表情——"看吧，我叫你戴口罩的。"她仿佛在对我这么说。

咖啡色的大便沾满了阿嬷的屁

股，大部分是湿黏的，但有一些尿布边缘的大便已经干掉了，像干掉的泥土那样。为了不让浓重的大便味进入鼻腔，我憋住气，用嘴巴呼吸；为了赶快结束，我加快手里的动作，用湿纸巾把屁股上的大便擦掉。

我太过专注于处理大部分湿黏的大便，忘了少数干掉的大便。我用手一扯，想把旧尿布移开，就在此时，我看见了悲剧发生的过程：我看见一小块，真的蛮小块的，一小块被我遗忘了的干屎碎屑，随着尿布的上下抖动飘了起来，朝我的脸飞来。

在我的眼中，那屎屑朝我飞来的过程看起来像慢动作，但我却没有办法躲掉。我眼睁睁地看着屎屑越来越近，最后消失在我的鼻尖，接着，嘴巴里传来一股和房间里一样的大便味。

"啊！！我吃屎了！啊！！"

我大叫，然后开始作呕。同事呆愣地盯着我，一句话都说不出来。有人听到大叫冲了进来，我则冲了出去，抛下一切。

我跑到洗手池边，打开水龙头，用手指抠着喉咙，让自己不断干呕，但大便味还是持续充盈着我的口腔。那一整天，我什么东西都吃不下去。

这件事被同事当成笑柄笑了好一阵子。

是的，我吃屎了。

这是我工作生涯中最悲惨的一件事。

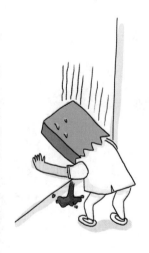

其实我们都一样

学不会平等，谈不了爱。

有位名导演曾说："台湾最美的风景是人。"

这是一个很崇高的赞美。

然而，台湾地区的人们，是否真的配得上这个评价？

"外佣"这个称呼，我一直都不是很喜欢，总觉得这个名词里包含了浓厚的阶级意味，所以我都称她们为"外籍照顾者"。社会迈入高龄化，家里有年长者的家庭对于外籍照顾者的需求量逐年增加，在内科病房工作的我，更是常常和她们合作，一起为了病人而努力。对于护士来说，外籍照顾者是伙伴，也是帮手，关于病人的事，她们比家属还要了解。

照理来说，她们应该被家属重视，但是我在医院看到的，常常都不是如此。她们被当成佣人，除了照顾老人之外，还要洗衣、打扫、煮饭、洗车、接小孩。也许有人会说:"都住在一起,帮忙分担这些事没什么关系吧。"

如果只是分担,那当然没有关系,但这些应该一起分担的事,到最后往往都会变成专属于她们的工作。

我说:我们最美的风景是人,最丑陋的风景,也是人。

"她就是这么笨!"

阿姨很孝顺,她爸爸罹患的慢性病有一大堆,高血压、糖尿病,再加上长年洗肾,但她不离不弃,她可以花大笔钱从国外买最好的药膏给爸爸擦,也可以买一台二十几万的红外线机给爸爸用。

阿姨很孝顺,但是她的爱心只给她的爸爸。

阿姨新申请的外籍照顾者是第一次来台湾地区,她不太会说中文，也听不太懂中文，我只能比比画画外加片段英文和她沟通。她很努力，第一次学不会，她会再问第二次。她真的很努力。

但是，阿姨根本不在乎她有没有努力。

"你怎么这么笨啊！"

有一天，我听到阿姨在大吼。我走进病房，看见阿姨正指着外籍照顾者的脸大骂。被骂的她低着头，好像快要哭出来了。

"怎么了？"我问阿姨。

"她就很笨啊，我叫她这样帮我爸翻身，但她就一直做不对。她真的很笨，笨死了！"

阿姨不断说着"笨"这个字眼，好像希望能得到我的认同，但我做不到。

"她应该只是听不懂，不是不会。中文很难，她还在学啊。"我对阿姨说。

"哎呀，她就是笨啦，整天除了讲电话还会做什么，真的很笨。"阿姨对我摆摆手。

听到这句话，我忍无可忍。任何人都不应该被侮辱，特别是一个努力学习的人更不应该被这样责骂。

"阿姨，你不能因为她听不懂，就这样骂人，而且我觉得她做得比你好。"

听我这么回答，阿姨的脸色有点难看，但我不在乎。身为一个人，不能只记得爱家人，也要学会包容别人。

"我不准你跟她们聊天！"

长时间待在国外的人，如果在路上遇见同乡，听到熟悉的语言，一定会很开心，仿佛漂泊在空中没有依靠的心灵，终于有个地方可以休息。

外籍照顾者就是这样的心情。

她们离开家乡，离开年幼的孩子，只为了赚更多的钱。有人说，

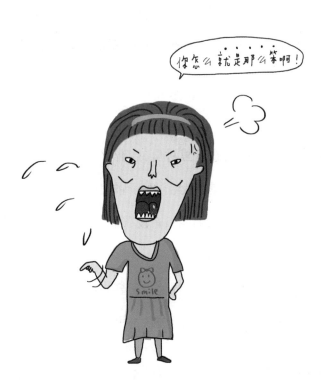

那是她们的选择，没有什么好抱怨的，但这样的选择，需要很大的勇气。她们总是花很多时间和家人视频，那是因为她们寂寞，但有些雇主却因此而说她们懒惰。她们在病房里遇见同乡，会开心地用自己的语言聊天，但有些雇主会说她们在交流偷懒的方式。

站在别人的立场，对于很多人来说，好像是一件很困难的事。

"阿妮，你干吗蹲在这里讲电话啊？"阿妮蹲在病房门口，一边讲电话一边东张西望，我经过她面前时问道。

她对我笑了笑："我要看老板有没有来。"

"什么意思？"我不解。

"老板不让我讲电话，我怕他来看到我在讲电话，所以我要在这里看他有没有来，来了我要赶快把电话挂掉。"

阿妮对着我笑，但我笑不出来。我的同乡这样对待她，我笑不出来。

隔了几天，我听到阿妮的老板对她说："我请你来是要你照顾阿公，你为什么跑去跟对面的外佣聊天？我不准你跟她们聊天，知道吗？”

她们背井离乡来这里工作，却像坐牢一样。我很想向阿妮道歉，但我知道她不会接受。她会对着我笑，但她不会接受我的道歉。在她心中，我或许只是一个不会对她恶语相向的人，但我还是被归类在压迫她的那一类人里面。

歧视像树根，牢牢地扎在人的心底。面对不同的肤色、语言、性别、种族，人们总是很难用平常心去面对。

有一天，我打开防火安全门，走上楼梯，转了一个弯之后，看到一个外籍照顾者坐在楼梯间。她看见我，一脸惊吓，慌张地把某样东西塞到背后。我假装没看见她的慌张，经过她继续往上走。看到我满不在乎的表情，她明显松了一口气。这时，我轻轻回头看了她背后一眼——她藏起来的，是一个面包。

只是一个面包。我有点难过。我不知道她在恐惧什么，但如果一个人连吃面包都要如此卑微，怎么能不让人难过？

很多人大肆谈论关于爱的真理，却连最基本的平等都没学会。学不会平等，谈不了爱。

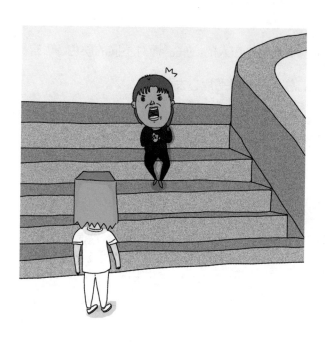

前一分钟

在忙碌的工作中，有时候会有点疑惑：身为护士，处理事情和照顾病人，哪一个才是真正的职责？

病房护士一天八个小时的工作时间，工作排得满满的，扣掉一点点吞下便当和上厕所的时间，其他时候全都是在处理病人的事：抽血、发药、换药、送检查、与医生讨论治疗方向、把病人从检查室接回来等，这些全都是护士的事。上班久了，会觉得自己像机器，每天都在处理安排好的事。

常有人说："护士真冷漠，我的话都还没说完，就急急忙忙走出去了。"

然而有时候，不是我们不愿意听，而是我们真的无能为力。很多病人想和我们诉苦，说说自己生病的难过，希望我们能给一点鼓励，然而难堪的是，一个护士得照顾很多个病人，为这一个病人停下脚步，那其他的病人呢？八个小时分给十个病人，一个病人能分到的时间连一个小时都不到。

"护士很冷漠"，这是一个令人心痛的指责。

没有人知道，当冷落了一个病人时，我们的心里有多难受。

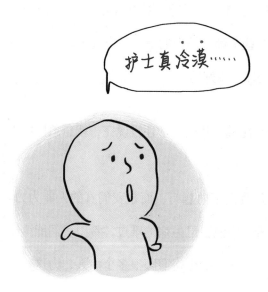

仲夏，阿姨已病入膏肓。她驼背坐在轮椅上，即使戴着氧气罩，还是喘得像被打捞上岸的鱼。

"你太太剩下的时间不多了。"主治医生跟叔叔说了很多次，但是叔叔不愿意放弃，他深爱着阿姨。

阿姨昏睡的时间比清醒的时间多，有时候睁开眼没几秒，就又闭上了。她日益水肿的脸和四肢，像浸泡在水里的海绵，轻轻用手抓住她的手臂，就会在她手臂上留下手印。

叔叔不离不弃，二十四小时待在阿姨身边，翻身、擦澡、换尿不湿全都自己动手，不让人帮忙。

叔叔的黑眼圈一天比一天深。

早上，我接手照顾阿姨。她的瞳孔不断上翻，露出水肿的眼白，四肢冰冷发绀，腹部因为用力呼吸而大幅起伏。每一个显现出来的迹象都告诉我，阿姨的生命即将走到尾声。

我比平常更频繁地去巡视阿姨，心底只求有奇迹出现。

中午，我草草吃完便当，再度走进阿姨的病房。叔叔疲累地坐在椅子上，他将头靠在墙壁上闭眼休息。我放轻了脚步，靠近阿姨床边。此时，阿姨不再像早上一样呼吸急促，她吸气吸得很深，然后用力地把气吐出来。看到眼前的景象，我心中的警铃响了起来。

——喟叹式呼吸！

那是一种濒临死亡的病人才会出现的呼吸方式。在我转身要走出病房联络医生的时候，接在阿姨身上的心电监护仪响起了刺耳的警告声！

——阿姨的心跳停止了。

我连叫醒叔叔的时间都没有，冲出病房大叫："喂！急救车推过来！"

同事们（包括医生）听到我的声音，全都放下手里的工作，冲向走廊末端的房间，房间里顿时塞满了人。我跳上床，双手扣在阿姨的胸前，用上半身的力量垂直往下压。我听到肋骨断掉的声音。

当我将双手扣在阿姨胸前的同时，我听见同事放轻语调，对一脸惊恐的叔叔说："叔叔，我们要急救了，请你出去一下，好吗。"那不是问句，那是柔和的肯定句。

我从压胸当中抬起头，看见叔叔的表情。我永远忘不掉那表情。叔叔瞪大双眼、一脸惊恐地摇着头，仿佛世界在眼前毁灭。

手掌下不断传来肋骨断掉的感觉，但是我们没有停止压胸的理由，因为心电监护仪依旧没有显示心脏自己跳动的频率，只要我们一停止压胸，心电图的波形又会变成一条线。

医生熟练地将气管内管放入病人的肺里。阿姨半张着嘴，眼泪从她半睁的双眼滑落在床单上，白色的皮肤渗出紫色的斑点。

我们知道，阿姨没有救了。

"主要照顾的护士去问一下，家属还要继续救吗？"年轻的住院医生说。

我推开房门，叔叔就站在门口。看见我的那一瞬间，他眼中又燃起希望，但是当我脸色凝重地开口："叔叔，你要继续救吗？"

他眼中的希望立刻被哀伤掩盖，"我……我……"叔叔说不出话来。

我知道他做不了决定，那是他深爱了一辈子的人。

我轻轻把房门推开一半，已经足够让叔叔看见房间里的画面：实习医生们轮流在阿姨身上压着，心电监护仪持续发出尖锐的警告声，呼吸器发出高频的声音……其实我这样做很残酷，急救的画面不是每一个常人都能承受的。但我想让叔叔知道，知道他深爱的人隔着一扇门的距离正在受苦；我想让他知道，急救并不像电视上那样，最后都会有奇迹发生。

"不要救了，求求你们不要救了，拜托……拜托……"叔叔仿佛用尽全身力气才说出这句话。他哭弯了腰，眼泪和鼻涕全都滴落在地板上。

急救终了。

阿姨离开了。

病房里的人一个个撤出来，他们经过叔叔身边，而叔叔瑟缩在角落，让人好心痛。我拿了卫生纸塞在他手中，他颤抖着擦去眼泪："她跟着我受了四十年苦，好不容易……好不容易可以享福了，现在却又这样，为什么……为什么……"

叔叔仿佛在对我说，却又好像是对着房间里的阿姨哭诉。

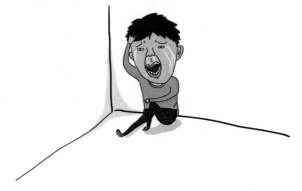

"叔叔，进去坐着

好吗？还是我拿椅子出来给你？"我拍着叔叔的背。他摇摇头，"好不容易……我好不容易……"像坏掉的收音机不断重复。叔叔的眼泪和话语不断重击我的心脏，我的心底很酸，我很想和他一起哭泣。

"哎！"同事在远处大叫我的名字，"你的病人找你，他要问你事情！"

"喔！来了！"我回应她，回头又看向哭泣的叔叔，"叔叔，我……"我想说我得去工作了，但我说不出口，因为我想陪他，陪在一个伤心欲绝的人身边。

我又听到有人在叫我的名字，我得离开了。还有很多病人的事等着我去处理，我不能再陪在叔叔身边。

"叔叔，我……我要先去做事了。"叔叔点点头，没有回话。

"叔叔，你可以吗？"叔叔哭着点头，手里的卫生纸湿成一团。

过了很多年，我仍然记得我转身离开时不断回头去看他，记得他背对着窗户哭弯了腰，记得他难过得像下一秒就会跌坐在地上的样子。

所以，不要说护士很冷漠，没有人知道我们心里有多难过。

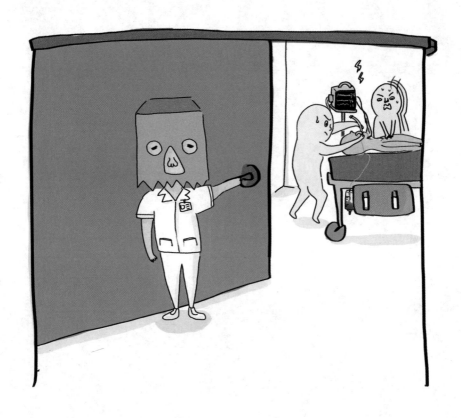

前一分钟，我静坐无言，知道你还躺在那儿，半睁着眼，也许看不见我，但至少你还在。下一刻，她们走进来对我说："我们要急救了，请你出来一下好吗？"我没有说不的权利，被她们半推着，我再三回头，希望你再次睁开眼睛。

可是老天没有听到我的祈求。你走了。

当她们再度走出来对我说："你可以进去跟她说说话了。"我走进那狼藉一地的病房，你还是半睁着眼躺在那儿，呼吸器发出刺耳的声音。我看着你紫白色的肿胀脸庞，你失去生命的黑色瞳孔。

这是梦吧？等明早醒来，你又会在我身边。

是吧。

是吧。

是吗？

我从门缝里看到他们轮流在你身上压了又压、压了又压、压

了又压、压了又压、压了又压……仿佛你的身体是一团紫白色的面团。三十分钟过去，我以为已经过了一整个下午，有人走出来问我："还要继续救吗？"

"不要了，不要再压了，求求你们不要再压了！"我弯腰哭喊着。

你走了。你会原谅我吧？

四十年，你跟着我白手起家，你帮我将孩子拉扯长大，你为我忍受我妈妈的打骂，当我以为我可以回报你的时候，噩运又降临了。

我软弱得无法看着你如此痛苦，所以我让你走了。我连一句再见也没有对你说，昨夜你那一丝微弱的笑容是四十年的句号。要我怎么承受……

身份

有身份之分，其实不是问题。

有问题的，是我们对待"身份"的态度。

"叔叔，你不要拔鼻胃管，拔掉了，你没有办法摄取营养的。"我说。

而当我说完，他当着我的面，做出我完全没办法想象的事……

因为口腔癌，病人的下腭被移除。他只能靠一根鼻胃管摄取营养。一根从鼻腔进入胃袋的硅质软管是他唯一的进食渠道。

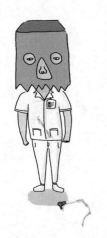

打从第一天住院，病人就展现出他超乎常人的不配合：为他抽血，他要挑良辰吉日才同意抽；请他不要太常外出而拖延了检查时间，他说我们当他是犯人。

他唯一不敢吭声的时候，就是主治医生查房的时候。不管他前一分钟是在讨价还价还是在暴怒挥拳，但只要主治医生一出现，他马上乖得像一条训练合宜的导盲犬，仿佛可以看见他坐在地上左右摆动尾巴。然而，主治医生一离开，他立刻又恢复了"野狗"的德性。

"你去看一下，他一直要把鼻胃管拔掉。"某天晚上，照顾他的看护匆匆走来跟我说。

我走进病房，看见病人躺在床上，像平常一样易怒。他的左手不断地拉扯粘在他鼻尖的鼻胃管，那管子只差一点点就要被他扯出来了。

"叔叔，你不要拔鼻胃管，拔掉了，你没有办法摄取营养的。"我耐着性子对他说。

他瞪着我，那眼神仿佛看见仇人。

"不要拔鼻胃管，你拔掉后还是要重新放，不就又要再痛一次吗，不要拔好吗？"于是，我又说了一次。

他眼睛越瞪越大，感觉再用力一点，眼球就会掉出来。

听我说完，他用只剩下上腭的嘴巴发出气声："怎样，我就是要拔。"

接着，事情在一瞬间发生了。我永远都忘不了那画面。

他一边说一边用力地拉扯鼻胃管，说时迟那时快，我看见那一百二十厘米长的淡蓝色软管离开他的鼻腔，在我和他之间画了一个大大的圆弧，管子前段黏附着墨绿色的消化液。最后管子撞击在我腹部，在白色制服上留下墨绿色的痕迹。

病人把鼻胃管丢在我身上。他把整条鼻胃管从鼻腔拉出来丢在我身上。

我低头看着那条掉在地上的管子，还有衣服上他的消化液，说不出话来。我没有办法想象有人会做这种事情，这种无礼到极点的事，在我的人生中从来没有出现过这种没教养的人。

我抬头看着他，一时之间还是说不出话来。我盯着他，像看着不明生物一样。

他看我盯着他不说话，嚣张地抬起早就不存在的下巴。

"怎样，看什么看！"我听到他说。

我不是一个脾气很好的人，一直都不是。我痛恨不讲道理的人，也痛恨荒谬至极的事，但是那时，我把满腔的怒火忍了下来。

　　"叔叔，我叫你不要拔鼻胃管我错了吗？你把鼻胃管丢在我身上是什么意思？"我眼神冷漠，像看一坨狗屎一样看着他，"好，你就饿肚子吧，是你自己选择的。"我转身离开病房。

　　隔天，我把愤怒全都关进心中的小盒子里，好像没事一样，但是面对他时我很冷漠，我只把该做的治疗做完，不给他多余的关心和问候。

　　再晚一点，他的太太突然走到我身边对我说："护士小姐啊，我先生一直都很乖的，他平常不是那样的，他真的都很乖。"

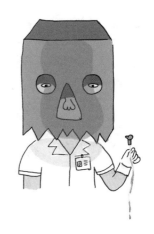

　　如果她不对我说这些话，那我真的

可以假装一切都已经过去了，但是她说了，而且睁着眼说瞎话。

我记得我当时听到脑中某条神经断掉的声音。我的嘴比大脑反应要快。

"乖？你说你先生很乖？"我冷笑，"这位太太，你先生昨天把鼻胃管丢到我身上，把他用过的鼻胃管丢到我身上，你知道吗？你先生看到医生就像一条狗一样，但对护士的态度就好像我们是他的仆人。"我深吸一口气，"太太，我叫他不要拔鼻胃管，我做错了吗？我也是人生父母养，凭什么要被他丢鼻胃管，你说他乖，笑死人了。"

我在走廊上对着她大吼，其他病房的家属都探出头来看。她一脸尴尬，摸摸鼻子回到病房里。

有人对医生总是鞠躬弯腰，对其他医疗人员则颐指气使；对有钱人谄媚，视穷人如敝屣。有问题的一直都是我们对待身份的态度。

任何一个人，只要身为人，就应该被有礼貌地对待。

烟

　　路边，一群少年聚在一起，每个人手指间都夹着一支烟。他们一口接着一口，交替吐着烟圈，仿佛在玩一场白色的接龙游戏。看着他们，我常想，如果走过去和他们说"孩子们，别再抽了"，他们八成会对我大吼"关你屁事"。

　　的确，往后他们的身体是健康还是生病，人生是彩色还是黑白，都和我无关。抽烟的人们常这么说："哎呀，不会轮到我的，我不可能会生病啦。"那种自信就好像上天给了他们绝对的保证一样。但如果有机会，我还是很想和他们说一说，我常在医院看见的画面。

　　伯伯从我面前走过去，左半边的脸对着我，他左边的脸和一般人没什么两样。过了一会儿，伯伯再度从我面前走过去，这次，他右半边的脸对着我，但我不确定……我不确定那是否还能称作"脸"。

肿瘤腐蚀了他的右边脸颊，可以直接看见左边口腔的内侧，脸颊的边缘是正在溃烂中的黑色烂肉，绿色的脓液不时从肿瘤渗出，滴落在衣服领口；只剩一半的舌头在口腔里蠕动的样子可以看得很清楚，随着他走路而在你眼前晃动；如果想看食道的样子，只需要再靠近一点，但你会先闻到浓郁的腥臭味，而那味道是苍蝇的最爱，于是不小心在他的嘴里产了卵，卵孵化之后变成蛆，在被肿瘤腐蚀成一条沟的颧骨中蠕动。它们白色的小身躯遇到光，会翘起头来和你打招呼……黑色的口罩遮不住缺了一边的脸，口腔失去了进食的功能，于是伯伯瘦得只剩下骨头，皮肤贴在肋骨上，仿佛只是在骨头上涂上了肉的颜色。

——仿佛电影里的活尸。

"我真的不想活了。"这是那些病人常说的话。

然而，人类是地球上最难处理的大型垃圾。不想吃的食物可以倒进垃圾桶，喝光的饮料罐可以丢进垃圾桶，不想活的人呢，能丢去哪儿？不想活的人，哪里也不能去，只能继续痛苦地活着。

白色的烟圈从少年口中吐出，缓缓上升。在医院工作这么些年，看到说"早知道不要抽烟喝酒吃槟榔"的人很多，后悔当初不听劝告的人也很多，但在医院外，持续步这些人后尘的人依旧很多。

不见棺材不掉泪，这就是人类。

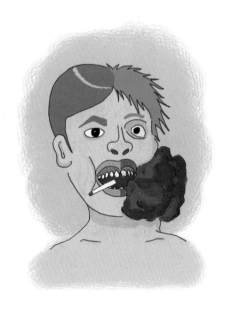

姐姐

二十八年前，我妈替我姐找了一个玩伴，就是我。在医院常看到为了财产撕破脸的手足，我却难以想象我和我姐会变成那样。

常有人说，工作归工作，私事归私事，但我的工作会不断和人接触，而那些人就像镜子。看着他们的同时，我也看着我自己。

阿姨脾气很好，总是笑笑的。这次她以为就像平常的治疗一样，住个几天就可以出院，但谁也不知道，这是她最后一次住院。

阿姨排行老大，有三个妹妹，看得出来她们姐妹的感情很好。

每一天，妹妹们都会来医院探望阿姨，每当她们来的时候，阿姨的精神就特别好。每一天，妹妹们会轮流带自己煮的食物给阿姨，她们会陪阿姨一起吃饭，确定阿姨把食物吃完才会回家。

然而，肿瘤不愿意放阿姨一马。

阿姨的病情开始加重了。阿姨没有结婚也没有生小孩，最亲的人就是她的妹妹们。阿姨曾对她们说："我不要压胸，不要插管，也不要电击。如果我有万一，你们不要为我急救。"

我看着阿姨的状况每况愈下，我知道必须要告诉她的妹妹们这件事。不能再拖了。

"如果阿姨的病情到了需要急救的时候，你们要救吗？"某一天晚上，我问她们三个。

"不，我姐姐说不要急救，我们会照她说的做。"其中一个妹妹眼神哀伤地说。

"好，接下来，请你们好好听我说……"

我用最诚恳的语气和最同理的心情和她们谈，我希望她们知道接下来她们的姐姐可能会发生什么事。我希望她们知道，因为她们姐妹的感情是如此好……

她们一边听我说，一边不停地流泪。如果我没有穿着制服，我一定会和她们一起哭，因为我也有姐姐。和她们说话的同时，我的脑海里不断出现我的姐姐。

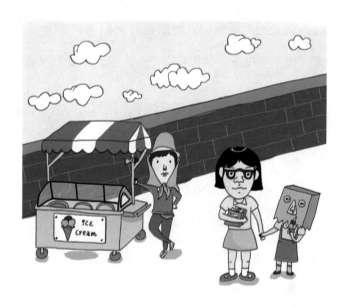

　　我说不出口却还是得对她们说："请你们好好跟她说说话，
在她有限的时间里。"

亲爱的姐姐：

　　我在病房的走廊上和病人的家属说话。我们讲得很小声，生怕被房间里的病人听到。病人，是她们的姐姐，而她们生怕她们的姐姐听到从我口中吐出的话语。她们小声地问我：她们的姐姐还有没有时间？

　　病人全身黄疸很严重。一天又一天，药没有起效，病人越来越黄，也越来越累，说一句话要想很久，讲出来的话没有逻辑可言，还没有说完就又昏睡了过去……

　　病人住了一天又一天，却不知道出院的日子在何年何月，又或者，有没有出院的那一天。

　　亲爱的姐姐，当我小声地说请她们把握机会多和病人说说话的时候，她们泛红了眼眶。我也想哭了，因为，我也有姐姐。从小到大，除了爸妈之外，最疼爱她们的，大概就是姐姐。你会替我做的，她大概也会为她们做。

你捧着我圆滚滚的脸亲了又亲，你靠着我用稚气的声音念童话书给我听，你不小心让我撞到头却哭得比我还伤心，你摘了你最喜欢的小花插在我的头发上，你把我放在三轮车的后座载我在院子里玩耍……你会替我做的，她大概也会为她们而做。

亲爱的姐姐，我们总是开着玩笑，说老了之后要替彼此推轮椅，但是她们，却没有这个机会了。当她们问我她们的姐姐还有多少时间，我真的不知道该怎么答，因为我想起了你，想起了我也有一个姐姐，相伴了一生，比谁都要久。我没有办法对她们说，从现在开始要好好跟姐姐说再见。

陪伴一辈子有多难，说再见就有多难。

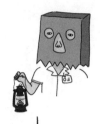

　　处理病人的状况、家属的心情，是我们

的工作。

　　面对指责、抱怨、不理解，

　　也是每天要学习丢掉的包袱。

　　处理与调整自己的心态，也许是作为护士，

最难学习的部分。

生有时，
死有时。

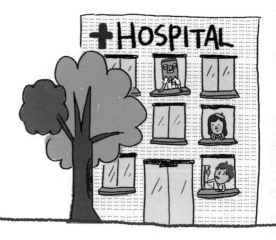

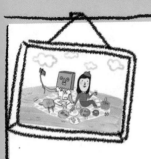

很多人生路，走着走着，就来到了医院。

有的匆匆来去，有的驻足停留，有的突然永别，
有的就此度过余生……

如果你到医院来探望家人朋友，
千万要珍惜每一次的"再见"，
能够"再次见面"，是最美好的"下次"。

但是，"下次"，有时候是奢侈的。

以后

直到如今，我还是不知道怎么对病人说"以后"。

在试过一次又一次之后，阿姨决定放弃积极治疗……她，停止化学治疗，停止放射治疗，停止一切试图延长生命却使她痛苦万分的医疗处置。阿姨选择转到疗养院，在那里走完人生的最后一程。

阿姨的脾气很好，不管治疗的副作用多强烈，她总是温柔地笑着；即使身上的引流管随着病情加重而越来越多，但每天早上当她睁开双眼，还是笑得很温柔。当阿姨笑的时候，会露出缺了的两颗门牙，那笑容很可爱。

转去疗养院那天，我承诺阿姨会去探望她。于是，一天下班后，我兑现了承诺。走进阿姨的房间，我发现疗养院的环境比起普通病房舒服许多。我敲了敲咖啡色的门，阿姨看到我便笑了出来，又露出她缺了两颗门牙的笑容。

我们随意聊着，阿姨突然对我说："我妹妹在泰国开了一家 Villa，以后有机会我可以介绍你去。"

我笑了笑，却没回答，因为我不知道怎么回应她的"以后"。

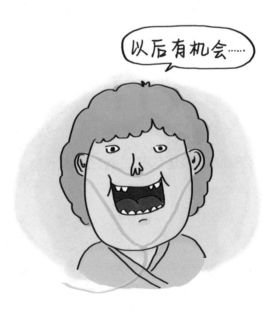

作为把生死看得很清楚的医疗人员，明知道没有以后，要怎么听病人说"以后"，要怎么跟病人谈"以后"？他们的以后，是一片无垠的黑色。我听着他们的"以后"，心里却难过得发酸，因为我知道以后不会再有"以后"。

我可以承诺阿姨来探望她，但我无法对她承诺"以后"怎样。如果她以为会很长的"以后"在最近的某一天停止了，我就辜负了她的愿望，辜负了她祈求从我口中承诺"以后"的小小愿望。我给不起"以后"，所以我给不起承诺，我只能苦笑地看着阿姨少了两颗门牙的傻傻笑容。

一个星期之后，阿姨过世了。所以那是我最后一次去看她。直到现在，我还是不知道怎么和病人说"以后"。

说"以后"，太沉重。

回家

如果知道那一天是这辈子最后一次踏出家门，再也回不去了，你会在关上门之前做些什么？

叔叔的肚子大得像怀孕八个月了，他连平躺着都觉得喘不过气来。为了找出肚子胀的原因，叔叔住院做检查。

这是叔叔第一次住院。
也是最后一次。

检查结果出来了，叔叔的肝脏上有一颗巨大的肿瘤。当医生对阿姨解释病情的时候，阿姨的眼泪没有停过。
叔叔的生命不长了，而且随时都有可能会离开。

半个月前，叔叔走着进来。

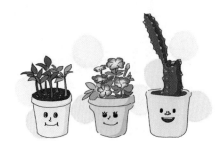

半个月后，叔叔躺着出去。

在照顾叔叔期间发现，即使他身体很不舒服，还是会笑着和我聊天。

他说，家里的大小事都是他在处理；

他说，他喜欢种花，家里有一个小花圃；

他说，他平常会和阿姨到处去吃美食，这是他退休后的兴趣；

他说，如果能出院，他还想去欧洲玩一圈……

叔叔出院了，但是他不会再回家了。

当我替叔叔擦拭遗体的时候，我想起当初他只是为了做检查而住的院；住院那天的他，不知道那将是他最后一次踏出家门。

嘿，叔叔，我私自猜想，如果你知道那天是最后一次踏出家门，你一定会对阿姨还有女儿这么叮咛："你们呀，盆栽要定时浇水；客厅的灯要记得关；棉被要在艳阳天的时候拿出去晒。啊，还有，天花板漏水要请人来看，我走了以后，如果没有人像我一样常看电视，有线电视就取消吧，好吗？"

出门。

回家。

对于很多人来说，只是理所当然的每一天。

然而每天，在世界各个角落，都有人出门之后，再也回不了家。

叔叔，我由衷地希望那天，在你出门的那天，你好好记住了家的样子，希望在你关上门的那一刻，你说："我走了。"

在我们替叔叔擦拭遗体的时候，我看见一滴眼泪滑落他的脸庞。那一滴眼泪，揪得我的心很难过。

别哭，叔叔。

别哭。

今生事与愿违，来世一定会一帆风顺。

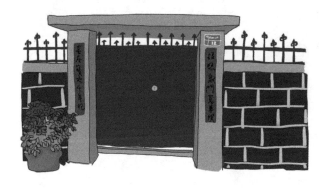

足球

"理所当然"和"愿望"之间，在病人的世界，大概只有一线之差……

男孩用大手遮住双眼，眼泪从眼角滑落。他说，他想回到球场上。

"这里有感觉吗？"我用指甲用力刺着男孩的脚趾。

"没有。"男孩摇摇头。

"那这里呢？"我捏了捏他的大腿。

"一点点，"男孩轻轻叹了一口气，"只有一点点而已。"

住院第三个星期，男孩的下半身没办法动了，连感觉也开始慢慢消失了。

人们总以为，死亡是属于老年人的，但在我工作的地方，死亡，是属于任何一个人的。

男孩十六岁，正值发育期，浓密的眉毛、修长的手指、富有弹性的皮肤……他所拥有的，应该和同龄孩子一样——他应该在学校上课、在操场跑步、在走廊玩耍……他应该拥有那样的生活。

但是，男孩所拥有的却和其他同龄孩子不同。

他拥有一个名为"恶性神经母细胞瘤"的疾病，肿瘤占据他的脊椎，男孩的下半身不再属于他了。他无法随意活动双脚，腰部以下没有任何感觉。

有一天，他爸爸对他说："你要小便为什么不告诉我？"男孩才知道自己把床单尿湿了。于是，男孩又"拥有"了一条尿管。

男孩不太表现情绪，面对疾病，他没有焦虑；面对死亡，他也没有恐惧，好像现在正在住院的人并不是自己。男孩大部分时

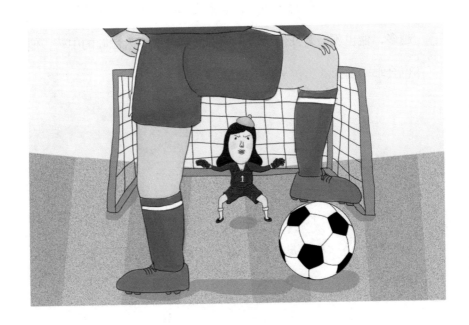

间都在打游戏，而他也只有这一件事情可以做。考试读书这些为了未来而准备的事，对男孩来说，不再有意义了。

父母亲为了他，每天到处奔走，只要听说有可以医治肿瘤的方式，不管再远，他们都会去找回来。除了西药之外，男孩桌上摆满了一堆瓶瓶罐罐，而且一天又一天地增加。

男孩很乖，药递到面前，他会全部吃掉。即使药的数量越来越多，他也不会有任何怨言。那些闻起来就令人想吐的中药，他也会乖乖喝掉。男孩从来不反抗。

只要有机会，哪怕只是一丝丝机会，都还能抱着希望去做，但如果连机会都没有了呢？

在试过每一种可能的治疗方式却没有进展之后，医生对男孩的父母亲说："很抱歉，他只剩下三个月不到的时间了，真的很抱歉。"

医生没有告诉男孩这件事，但男孩却好像知道了。他开始拒绝服用那些令人作呕的中药，不管母亲怎样好言相劝，男孩就是不肯把中药喝下去。

"你为什么不听话！"

有一天，我听到病房里传来母亲对男孩大喊和摔破东西的声音，我推开门……她哭了，地上有一摊咖啡色的液体，银色的汤匙浮在液体上面，房间里弥漫着浓重的中药味。男孩盯着哭泣的母亲，脸上一如往常，没有情绪，然而那眼神却写着"放弃"二字。

男孩没有住在医院的必要了，他可以回家，可以再多花一点时间待在家里，或者待在任何一个他想待的地方，因为他的时间不多了。

出院前一天，我一边帮他系衣服，一边问他："你有什么事情想要做吗？"

对着生命即将走到尽头的病人这样问，其实需要勇气，因为你不知道他们是不是真的能接受这个事实。不管是真心接受还是被迫接受，问出口之后，你或多或少都要承担他们的难过，或者，和他们一起难过。

听我这么问，男孩看着天花板转了转眼睛。"我想……"话没有说完。我看着他，等着他把想说的说出来。

通常，病人年纪越小，愿望越难实现。那些愿望对他们来说本来应该是理所当然的事，而越理所当然的愿望，越难实现。

男孩抹了抹脸颊："我想回球场去踢足球。"

眼泪从男孩的眼角滑落。

男孩哭了……

不管药再苦，治疗再难受，男孩从来都没有哭过，像个坚强的男人一样，不，或许比男人还要坚强，但当他把愿望说出来的时候，他哭了……因为，这本来应该是一件理所当然的事，不应该是一个愿望。

一个月后，男孩走了。

"我想回球场去踢足球。"

事隔多年，我仍记得男孩的愿望，然后我会在心中想着：嘿，你现在回到球场上了吗？

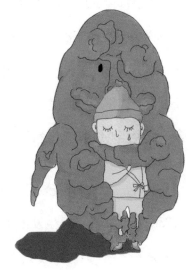

再见不再见

再见，对于聚会来说，只是一个有短暂时间意味的词汇，但对于人生来说，却是一个漫长的过程。

我们永远都不会知道说了再见之后，是否将是永恒的不再见。

阿姨从小就被送到美国，在那里长大、念书、工作，然后成家立业。如今，她已经是美国公民了，因为工作忙碌，一年只能返乡探亲一次或两次。阿姨和母亲长年分隔两地，但感情很好。在网络不发达的年代，她们时常通电话，近年则是通过视频联络。在母亲身体健康的时候，一年返乡一两次还算足够，纵使次数不多，至少能够缓解思念之情。

然而，人生总是无法尽如人意。母亲的身体越来越差，在反复住院几次之后，医生发出了病危通知，她随时有可能会离开人世。

于是,阿姨请了十五天年假,从加拿大回到母亲身边。每一天,阿姨都陪在病危母亲的身边。在母亲清醒的时候,她会和母亲说说话;母亲睡觉的时候,她就坐在病床边看书,替母亲擦澡、翻身、梳头发。仿佛,这是她们相处最漫长的一段日子。

　　十五天过去了。母亲的病情没有变坏,但也没有好转,但阿姨的年假已经结束,她得回加拿大了。阿姨准备离开的前一天,她俯身靠着母亲的额头,悄声地说着话。

　　"你要回去了吗?"当阿姨离开病房的时候,我问她。
　　"嗯,今天晚上的飞机回加拿大。"
　　"什么时候再回来?"
　　"可能暂时没办法了,我还得工作。"阿姨笑得很无奈。

　　看着阿姨走进电梯,电梯门关上的那一刻,有一句话在我的脑中盘旋:"阿姨,也许今天这一次,就是你和母亲的最后一面,你知道吗?"我希望阿姨知道,但又不希望她知道,这是一件现实又难过的事。

要用多少时间，才能度过这种难过。

你可记得母亲用拇指把你嘴边的食物擦去？你可记得母亲满头大汗站在厨房为了煮一顿丰盛的饭菜给你？你可记得母亲拿出所有积蓄送你出国只为你明亮的未来？你可记得母亲挂上越洋电话之后在偌大的房子里孤单地看着电视……

我们用多少时间编织过去，就得用多少时间来释怀。

阿姨，我由衷地希望，当你离开病房的时候，你已经做好永别的准备。我知道你很爱你的母亲，你的母亲也很爱你，只是她真的无能为力。她每日每夜，睁开双眼又闭上双眼，只为了呼吸而呼吸，你对她说了什么，她也记不得了。我知道你们每天都会在网络上见面，但当她咽下最后一口气的时候，你却不能陪在她身边。

一片太平洋的距离，真的太远了。远到只能用眼泪来填满。

阿姨，我由衷地希望，当你抵达机场的时候，你已经做好永别的准备。

你用多少时间爱你的母亲，你就会用多少岁月来心痛。

我听到你说："妈，我走了。"

我看到阿嬷微微点头，也许就像当年送你到机场那样，阿嬷会对你说："别担心我，好好照顾自己。"

再见，对于人生来说，是一个漫长的过程。

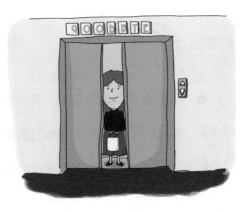

是时候说再见了

当回忆还是彩色的，要怎么说再见？

午后，一场对流雨滂沱而下，当阳光再度露脸的时候，"已经是说再见的时间。"

阿姨躺在床上，双眼紧闭，我看着她上下起伏的胸膛，虚弱得仿佛下一分钟就会停止呼吸。一个月以来，抗生素换了一种又一种，化疗药换了一样又一样，但全都没有效果。

阿姨的病情一天比一天差。我看着她逐渐失去生气的脸庞，我想起这样的画面。

有一天晚上，我走进病房，将抗生素打入点滴里。阿姨坐在病床上，脸上挂着氧气导管；她的儿子坐在椅子上，低头专心地在笔记本上写字，而阿姨正一字一句地念着做菜的步骤。

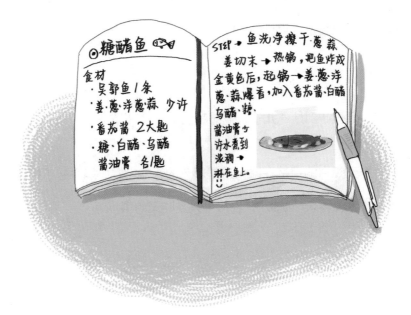

⊙糖醋鱼 🐟

食材
· 吴郭鱼 1条
· 姜·蔥·洋蔥·蒜 少许
· 番茄酱 2大匙
· 糖·白醋·乌醋
  酱油膏 各1匙

STEP → 鱼洗净擦干·蔥·蒜
姜切末 → 热锅,把鱼炸成
金黄色后,起锅 → 姜·蔥·洋
蔥·蒜爆香,加入番茄酱·白醋
乌醋·糖·
酱油膏少
许水煮到
浆稠 →
淋在鱼上。

我侧着脸问："阿姨，你在传授家常菜吗？"

阿姨抬起她那张因打了过多的类固醇而发肿的脸笑着说："我儿子说外面的菜没我煮得好吃。"

"我妈妈煮的菜，外面可吃不到。"她的儿子自豪地挑起眉梢。

"但我现在没有办法煮了。"阿姨摸了摸脸上的氧气导管，那神情有些惆怅。

我忘记我说了什么鼓励的话，但都不重要了，因为阿姨的时间到了。已经是说再见的时间了。

在努力对抗肿瘤一个月后，阿姨离开了。有一天下班，我在医院大厅里碰到她的儿子，他对我说了"谢谢"。

今天黑白的记忆在昨天还是彩色的，他对着妈妈举起手中的碗说"我要再来一碗饭"，也似乎只是昨天的事。

当回忆还是彩色的，谁都没有准备好说"再见"。

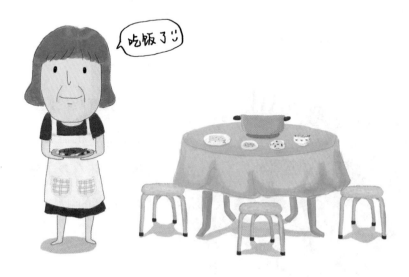

黎明

天快亮了。

小夜班的下班时间是十二点，但当我踏出医院的时候，已经凌晨四点了。我背着夜色，慢慢地骑着车走在回家的路上。我停在交叉路口的红灯底下，凌晨四点的大街上，早餐店的卷闸门已经拉起来了，早起的人们正遛着狗。新的一天又开始了。

我看着他们，想着刚刚的事。

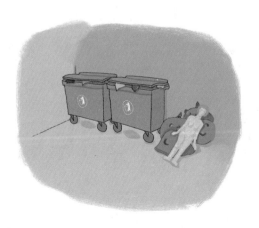

阿嬷青紫的脸、冰冷的手指、机器尖锐的警告声，还有我手掌下肋骨被压断的触感。

一切都还记忆犹新。

三十分钟，我们轮流在阿嬷的胸口压了三十分钟，压到我们的手印留在她的胸口，但阿嬷还是离开了。在主治医生宣布急救无效之后，所有的医疗人员退出病房，只留下衣服被剪破、裤子被褪下一半的阿嬷的遗体。

无论经过多少次急救，我都无法习惯这个画面。躺在床上的遗体，仿佛被人丢在垃圾场的蜡像。

我看着阿嬷失去生气的瞳孔。如果没有家属在旁边哭泣，一时之间，我会忘记她刚刚还在呼吸。

在我面前的，是阿嬷的遗体；在我背后的，是家属的哀恸。

我不喜欢做遗体护理。接触遗体之后，我总是会头痛，然而我总是逼着自己去做。

如果结局不能尽如人意，那么至少，干干净净地为人生画上句号，是我唯一能为病人做的事。

"阿嬷，我们帮你穿漂亮的衣服喔。"我对阿嬷说，而阿嬷的遗体已经开始散发出一股不管怎么擦拭都挥之不去的恶心味道。我想起阿嬷很爱干净，于是将毛巾浸入混着沐浴乳的温水中，然后再擦一遍。为阿嬷戴上她最爱的桃红色帽子时，我多看了阿嬷一眼，在心中说着："阿嬷，你可以漂亮地上路了。"

每次急救无效之后，面对着狼藉的房间和遗体，我总会想：就这样吗，一个人的人生就这样结束了吗？

一天当中，有多少人的生命停下脚步不再前进。

早起的人们知道有谁过世了吗？不知道。

早餐店的老板知道有谁过世了吗？不知道。

大多数的人都认为，活着跟呼吸一样，是理所当然的事。

当你知道其实死亡可以很简单，是不是会更珍惜所拥有的一切？当你能够看见明天的阳光，是不是就会更努力地去面对每一件事？

天快亮了，凌晨五点，我缩进棉被里，准备闭上眼睛的时候，窗外的夜色隐约覆上一层黎明。

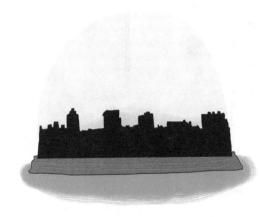

圣诞节

十二月底，气温下降，街上的人们穿着大衣缩着脖子，百货公司前的广场上，圣诞树又被悄悄地架起来了。圣诞节要来了，"Merry Christmas"的音乐在街头到处播放着。

而开始工作以后，很多节日都不再是原本的样子……

二〇一二年十二月二十五日，小夜班，我看着电子时钟闪烁

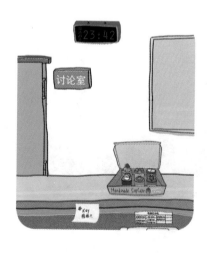

着"23：42"——再过十八分钟就可以下班了，大夜班的同事揉着惺忪的睡眼，陆续来到病房准备接班。我打算着下班之后要和同事去吃消夜，就算不能吃圣诞节大餐，至少也感受一下圣诞节尾声的氛围。

护理站的桌子上摆了许多病人和家属送的蛋糕，这些贴心的礼物温暖了无法过节的我们。我们正挑选要吃哪种口味的蛋糕时，一名外籍照顾者跑到护理站，一脸惊慌地说："过来一下，阿嬷怪怪的。"听到这句话，我们丢下蛋糕和盘子，冲到走廊最尾端的病房。

病床上，阿嬷的脸毫无血色，我拍打她的肩膀大叫她的名字，叫了好几次，阿嬷才慢慢睁开眼睛。她嘴唇微微动了一下，然后又闭上眼睛。我和同事对看了一眼，知道接下来又是一场混战。

住院医生被我们叫来了，一连串的紧急处理没有停过，电子时钟显示的时间已经超过"00：00"……圣诞节过了，但没有人留意时间。我们分头进行各自的任务，有人负责联络阿嬷的家人，有人替阿嬷抽血打针。当我将止血带绑上阿嬷的手臂时，阿嬷虚弱地睁开眼睛，看了我们一眼，接着对我说："对不起，让你们这么忙碌，真的很对不起。"

那是阿嬷对我说的最后一句话……

几天前，阿嬷对我说，她有一个女儿，但当时太穷养不起，就把女儿送给有钱人家，一直到女儿长大之后，两人才相认。虽然没有住在一起，但女儿对阿嬷很好，隔三岔五会去探望她，只是女儿没办法常常陪在阿嬷身边。当阿嬷咽下最后一口气的时候，她的身边只有外籍照顾者和我们这些医护人员。

如果没有办法时常陪伴在侧，是否希望再见彼此最后一面？又或者，阿嬷希望女儿能够记住自己有精神的样子，所以选择她不在身边的时候离开……

当阿嬷对我说："对不起，让你们这么忙碌，真的很对不起。"
我对她说："不要说对不起，没有什么好对不起的。"听我说完，阿嬷慢慢地闭上眼睛，不再醒来。

四年前的圣诞节就这么过了，在送走阿嬷之后。

嘿，阿嬷，该说对不起的应该是我吧。即使做了很多努力，却还是无法把你从死神手里抢回来，所以该说对不起的是我，不是你。

圣诞节一次又一次的来临，但在工作之后，它已经不是原来的样子了。

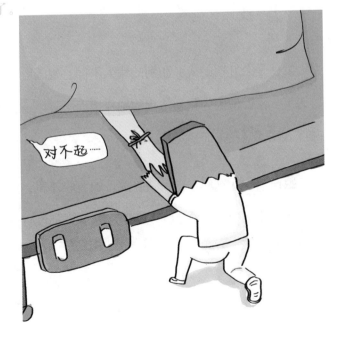

活下去

护士这个职业，会遇见很多人。和他们短暂地相遇，然后再永远地分开。相识的时间虽然不长，但有些人却能在我的心中留下痕迹。

活下去，多么令人奢望的一件事。

她，是个开朗的人。和别的病人不同，她的脸上总是挂着甜甜的笑容。即使因为化学治疗的副作用而不舒服，她还是会笑着说："没关系，等一下就好了。"

她在二十八岁那年得了胰腺癌。她留职停薪，把所有的时间都花在治疗上面。无论治疗多痛苦，她从来都没有说过任何一句怨天尤人的话。

她只希望有一天，能够真正的痊愈。两年间，她陆陆续续地住院，但是病情的变化却和她的愿望相反。

最后一次见到她，是她拿着住院单办理住院手续的时候。我看着她那张泛着黑荧光色的脸庞，感觉那就像是不小心沾到黑色墨水的荧光笔。看着面前的她，我知道，命运没有回应她的愿望。

我打开她的腹部电脑断层影像，让影像停在她的肝脏上，接着打开网页上的尺规工具，点对点，轻轻一拉，我说不出话。那转移到她肝脏上的肿瘤有十一厘米。

她总是不时压着腹部，面有难色，而每当我问她会不会痛时，她总是摇摇头说："没关系，还好。"

嘿，怎么会还好呢？十一厘米的肿瘤占据在你的肝脏上面，你怎么能对我说没关系，你怎么还

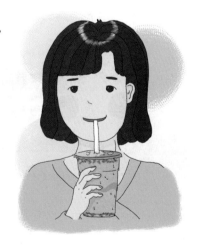

能对我笑？

　　我记得好久之前，那是某一天的中午，我突然想到她早上对我说过："你们如果要订便当，算我一份，我老公没办法买中餐给我。"而我忙到差点给忘了。我赶快放下手中的病历，小跑到她的单人病房前。我没有敲门，直接打开房门。

　　病房里没有开灯。在我打开门的瞬间，我看见她背着光的背影。她侧脸看着窗外，那天外头的阳光很刺眼。她听见我开门的声音，转过头，对着我笑了出来。

　　"怎么了？"她笑着问。
　　"我差点忘了你也要订便当，你要吃什么？"我搔搔头。
　　"嗯……你吃什么我就吃什么，你们订饮料了吗？"
　　"嗯，你要喝吗？"
　　"百香绿茶，半糖去冰，谢谢。"她笑弯了双眼。

那天她看着窗外，而我看着她的背影。虽然只有一瞬间，我却不禁想着，她是不是正在向谁祈祷，祈祷让她能活下去。

在和疾病奋斗两年之后，三十一岁，她永远地闭上了双眼。

在她快离去前的最后几天，同事问我："你要去看看她吗？她已经昏迷了，应该就这几天了。"

我摇了摇头，说不用了。

无论多少次，我还是无法释怀，亲手送走和我年纪相仿的人。

无论多少次，我还是无法接受，值得活下来的人为什么非得走。

我记得她总说要喝百香绿茶。

我记得她把和偶像的合照拿给我看。

我记得她明明很痛却笑着对我说不用打止痛药。

我记得她曾经云淡风轻地对我说："我不知道我还能活多久。"

可不可以不要再有更多的杀戮和憎恨？有些人连恨的机会都没有，他们只想活下去。每当想起你们，我只想说谢谢，是你们让我明白自己其实很幸运。

嘿，请原谅我没有见你最后一面，但我记得你的样子，你的名字，在我有生之年。

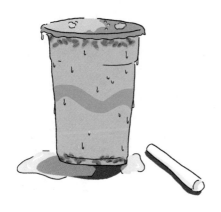

雨

大雨滂沱。似乎忍了一整个白天，但在夜幕降临的时候，终于忍不住了，溃堤。

当爱情非得天人永隔的时候，是什么样子?

看着硕大的雨滴倾泻而下，我想起一对夫妻。

那一天，我忘记带伞，大雨却突然降临，于是我只能在医院附近的便当店买晚餐。我冲进店里，一边拍落衣服上的雨水，一边向服务员点餐。点完餐，我一转头，便看见一个熟悉的背影。如果背影的主人转过头来，应该也会认出我是谁吧。

阿姨总是笑着说:"来，你们很忙吧，这些点心给你们，一人一个，谢谢你们哟。"她总是这么亲切。

但是此刻，我看着她的背影，却希望她不要转过头来，至少，不要在我走出这家店之前转过头来……因为现在，我不知道该怎么和她像以往一样聊天；因为现在，她的丈夫正在加护病房里和死神搏斗；因为现在，我知道她的丈夫绝对撑不过这一次难关。所以我不知道，如果她转过头来认出我，我该跟她说些什么。"请你不要难过"这种安慰的话，我说不出口，因为她不可能不难过。

当爱情很深，安慰便显得很多余。

思绪回到先前。很爱阿姨的叔叔，口腔里的肿瘤大得像白色的花椰菜。肿瘤把他左边的口腔吃穿了一个洞，只要把纱布拿掉，就可以直接看见粉红色的舌头。那肿瘤的味道腥臭得像腐烂的海鲜，弥漫整间病房。每次走进病房前，我们都得先吸一口气，然后憋住不呼吸，要不然真的会不由自主地作呕。然而，阿姨好像闻不到那令人作呕的恶臭，她总是轻轻抚摸着叔叔的额头，用力握着他的手掌，还有，不时给他一个轻轻的吻。

叔叔曾对我说："老婆就是要用来疼的。"

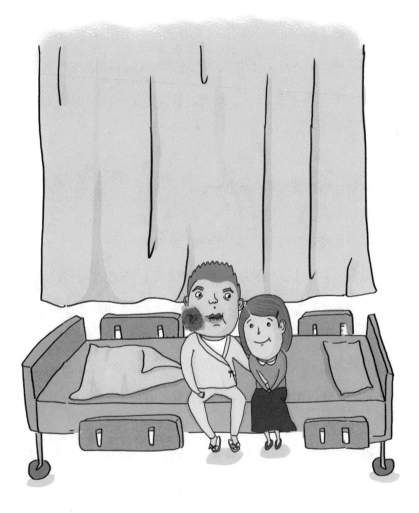

我笑着点了点头，接着他开始对我说起两个人的故事。

叔叔高中辍学，自己创业，阿姨则是高中毕业；叔叔个性冲动，阿姨温柔婉约。两个人不管是个性还是条件都相差甚远，阿姨一开始也没有打算接受叔叔，然而，叔叔用了十年的时间来追求阿姨。

最后，阿姨答应和叔叔在一起。

如果这是童话故事，应该会有幸福美满的结局，但人生，终究不是童话。由于长年抽烟喝酒，肿瘤找上了叔叔。当我们看到那占据他半张脸的肿瘤，我们就知道，他的人生已经在走向结局。

他很宠她，她很爱他。然而当爱情走到了非得天人永隔的时候，再怎么宠再怎么爱都没有用了，都没有用了。

思绪回到便当店里。我看着阿姨的背影，她独自一个人坐着，桌上有一小碗饭和两盘菜。她慢慢地吃着，慢慢地、慢慢地，慢到好像会突然停下来，然后再也吃不下去。我转过头，突然不敢再看那画面。

阿姨的背影孤单得让我好难过。服务生把便当递给我，我转身快速走出店门，冲进大雨中，跑向医院。

几天后，叔叔离开了，我又想起了阿姨一个人坐着吃饭的背影。

当两个深爱对方的人，非得天人永隔的时候，是一个人吃饭，一个人撑伞，一个人逛街，一个人付钱，一个人等车……是周围很多人，却感觉只有自己。

一个人。

大雨滂沱，是为了谁与谁的离别而哭泣？撑不下去的时候，就哭吧。

阿姨，请你好好地哭一场吧。

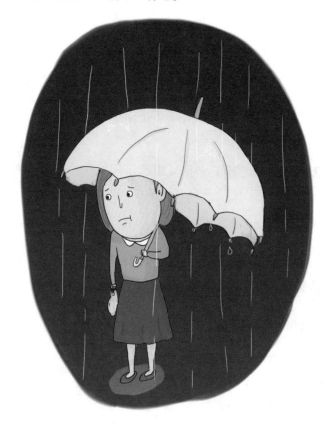

母亲节

　　母亲节的夜里，下了一阵大雨。我数着雨滴，却没有一丁点睡意。于是我起床，走在五点半的街道上。白色的雨幕，淹没了我和我的灰色雨伞。除了便利商店之外，只有一家送羊奶的店家拉起了铁门。送货员穿着雨衣，却像没穿一样。有时候，我觉得自己不需要在清晨的滂沱大雨中工作，也算是一件幸福的事。

　　昨晚，阿嬷在睡梦中咽下最后一口气。她选择在夜幕最深的时候离开，而阿嬷的儿子一时之间没有办法接受这个事实。于是，我在他摇摆于救与不救之间时压断了阿嬷的肋骨。我听见肋骨断掉的声音，还有手掌下传来的骨头断掉的触感。只是不管我们再怎么努力，阿嬷像铁了心要离去一般，永远地闭上了双眼，世间的纷纷扰扰，再也与她无关。

　　三十分钟过后，医生宣布急救无效，医疗人员一个一个退去，剩下四肢摊开的阿嬷。棉被枕头和医疗器材散落在床边，房间里只剩下氧气的沙沙声。

我看着阿嬷，想到回忆中的一些人，一些不想离去却依然得离去的人⋯⋯

你静坐在窗边看着窗外；

你伸手拍了拍我的肩膀；

彩色的画面已经变成灰白的回忆⋯⋯

你们，都还没有做好准备离开吧⋯⋯

我数着雨滴又想了一遍。其实谁都还没做好离开和道别的准备，能像阿嬷一样坚决的人并不多。

抱歉，阿嬷，我希望你能完好地上路，但还是压断了你的肋骨，愿你能原谅我。前天是你人生中的最后一次母亲节，那天你还送了我一颗苹果，祝你一路顺风！

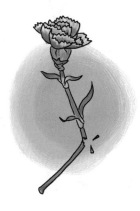

执子之手

故事结束了，而故事的结局和过程一样令人心痛。

上班以后，我不再看爱情剧。爱情剧的剧情不管过程多难过多心痛，最后总是有个快乐的结局，然而现实中，结局却总是和过程一样令人心痛。

阿嬷拥有一双漂亮的大眼睛，即使岁月和疾病把她的容貌摧残得很憔悴，却还是可以从深邃的轮廓得知她年轻时一定是个美人胚子。然而，上天把"美丽"送给阿嬷，却没有把"幸福"也送给她。

阿嬷被儿女抛弃，不管她发生什么事，儿女都不会来医院，甚至连电话也联络不到，仿佛阿嬷和他们一点儿关系也没有。阿嬷没钱没家人又长年洗肾，靠着社会局的补助生活，有一个外籍照顾者照顾她。阿嬷从不开口说话，问她问题，她就轻轻点头或

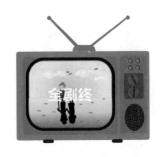

睁着大眼睛看着我们。

阿嬷身体非常不好，进出加护病房好多次，"病危通知"也发了很多次，但一直没有人来探望她；阿嬷的肝脏不好，腹水不断累积，抽干了没两三天又积起来；阿嬷的肚子越来越大，淡紫色的静脉蔓延在她的肚皮上。

阿嬷什么都没有。

阿嬷虽然什么都没有，却有一个深爱她的阿公。

每一次阿嬷不舒服，阿公就难受得像自己不舒服一样。阿公自己走路都跌跌撞撞的，却坚持每天一大早就到病房。一整天，阿公都待在阿嬷身边，一步也不离开，直到医院的门禁时间到了，阿公才依依不舍地离去。

阿公深爱着阿嬷，但是阿嬷的医疗决策他无能为力。他不能替她签名，不能替她决定，关于阿嬷的一切，他都无能为力，因为他不是阿嬷的丈夫，他只是阿嬷的情人。在法律上，他什么也不是，他只是一个深爱阿嬷的男人。

阿嬷最后一次住院，阿公却没有跟着来。我们好奇地问社工阿公去哪儿了，社工说阿公跌倒摔断腿之后，就没有办法走路了。于是，阿公被送去比较偏远的疗养院，和阿嬷分隔两地。

那次，是阿嬷最后一次住院。阿嬷进去加护病房后，就再也没出来。阿嬷离开了，阿公没有见到阿嬷最后一面。

阿嬷和阿公的故事结束了，而故事的结局和过程一样令人心痛。得知阿嬷过世的那天，我在脑中描绘他们两个的模样：阿嬷在阿公陪伴着的时候，总是能平静地睡着，而阿公则是静静地看着阿嬷的睡颜一整个早上或下午。在法律上，他们两个什么关系也没有，但在彼此心中，就是全世界。

我一边想着，一边心痛，于是我写下阿公可能会想对阿嬷说的话，那些最后没有说出口的话：

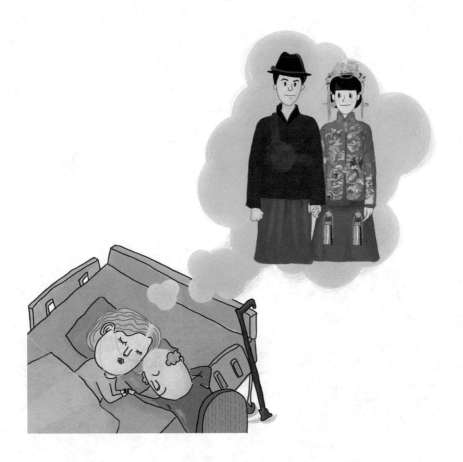

亲爱的，我闭上双眼，黑暗中浮现你的容颜。

你穿着红色旗袍，脸颊上涂着粉红色的腮红。你看见我走向你，你笑着低了低头，然后轻轻抬眼看着我。我向你鞠了躬，你对我点了头。

我拉起你白皙的右手，在你的掌心印上我的唇，还有我给你的誓言。我小心注意你的回应，只见绯红爬上你的颈肩，你别开头，我笑了出来。

亲爱的，我闭上双眼，黑暗中浮现有你的梦。在现实中我什么也不是，什么也不是。我只是一个深爱你的人。

在梦中我拉起你的手，献上我的誓言：执子之手，与子偕老。

亲爱的，你听见了吗？执子之手，与子偕老。

你听见了吗？执子之手，与子偕老。

即使没有任何人作见证，我还是那个深爱你的人。至死不渝。

对比

仲夏转眼入冬，白天转眼黑夜，一切都转变得很快，包括活着转眼就天人永隔。

为了照顾刚开完刀的老妈，我第一次作为病人的家属，在医院睡了几晚。阳光从窗帘缝透进来的清晨，我被同事叫醒。

"哎！"她拍着我的肩膀，"起来帮忙一下，可能要急救了。"她对着睡眼蒙眬的我说。

对于大夜班一个人要照顾二十床病人的护士来说，只要一个病人有紧急状况，就会忙到分身乏术。于是我起床帮同事，走进更衣室把制服换上。走出更衣室，我朝着氧气声嘶嘶作响的病房走去。急救车停放在门口，刚当上住院医生的值班医生站在门口，正对着手机讲话。

"所以，你同意急救吗？"住院医生对着电话那头的人问。

电话那头的人似乎给了否定的答案。

"不要急救？你确定吗？虽然病人自己签过不急救同意书，但我们还是要再确认一次。"住院医生再度询问。

当疾病发展到无法治愈的情况，而病人又徘徊在生死边缘时，就会牵涉到要急救还是不急救的问题。做这个决定的人有先后顺序，病人、配偶、父母、儿女。也就是说，主要决定者是病人，如果病人的意识状态已经到了无法做决策的地步，配偶就成为主要的决定者，以此类推。

急救和不急救，在临床上一直都是有争议的问题，例如：病人不想急救但家属想要急救，这时候该听谁的？病人没有配偶但有几个儿女，儿女的意见却不一样，这时候该听谁的？

曾经和非医疗体系的朋友提过这个问题，但是他们都无法理解这件事情有什么复杂。

"按照法律程序去做就对啦。"他们这么说。

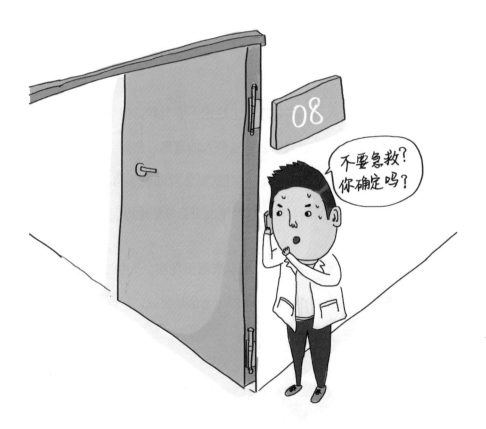

如果生命可以用法律条文来决定，我想医疗行业会轻松许多；可惜的是，一条生命是否能够画下句号，总是牵涉很多事情。

譬如说，病人有很多财产，也决定不要急救，但没有签不急救同意书，家属口头上同意会尊重病人的意愿，然而当病人意识变差无法做决定时，家属又说"当然要急救谁说不急救？"（特别是财产还没分配好的时候，这种情况更会频繁地出现）

你会说很现实，是的，人生本来就很现实。人生走到最后，什么爱啊浪漫啊海枯石烂天长地久……全是狗屁，只有好好地离开和凄惨地离开这两种差别而已。

电话那头的人再度给了住院医生不要急救的肯定回答。

"病人妈妈说不要救。"住院医生按掉电话，转头对我说。

"病人的太太呢？"我问。

"联络不到，电话打了好几通都没人接，我才打给他妈妈，他的家属等一下会过来医院。"

"好，等他们来我会请你来宣布死亡时间。"就在我说完这句话的同时，病人的心电图变成一条线，高频率的刺耳警告声充斥着病房。

我听见从远处传来的急促奔跑声，病人的太太披头散发地冲了进来。她扑向病人，跪坐在病床边。

"醒来！我叫你醒来！"她哭喊尖叫，"快救他！为什么不救他？你们快点给我救他！"

"太太，不好意思，病人自己签过不急救同意书，我们刚刚也询问过他的母亲，他的母亲确定不要急救。"住院医生似乎被她的尖叫吓到了。

"谁说不要救的！谁说的！我要救啊！"病人的太太继续尖叫，"他明明就还有呼吸，你看，手还是温的，快醒来！"

青涩的住院医生一时之间不知道该怎么回应，试图想要和她沟通。

我微微抬手制止他。

这时候说什么都没有用，和一个极度悲伤的人说什么都没有用。

她跪在地上不停地痛哭，直到病人的所有家属都来到病房。住院医生宣布死亡时间之后，我接过家属给病人带来的衣服，准备为病人清洁遗体和更衣。

"太太，请你到旁边先休息一下，我们要替你先生清洁身体。"我对她说。"他的手还是热的啊，你看，他还活着。"她喃喃自语。

我和其他家属花了一点时间说服她接受这个难过的事实，接着把她移到椅子上，她低着头一直哭泣。

我和同事拿起毛巾擦拭遗体，突然间，我听见一个稚嫩的声音。

"妈妈，爸爸怎么了？"我抬头看向声音的来源，是个身高只到大人膝盖的小女孩。

她站在床边，抬头看着每一个脸色凝重的大人，然后她拉了拉妈妈的衣角。

"爸爸怎么了？"小女孩又问。

而她的妈妈像失去灵魂的人偶，不停地哭泣，没有办法回答她的问题。于是她走近床边，对着病人喊。

"爸爸，你怎么了，痛痛吗？"小女孩用她软软的声音对着已经死去的病人说话。

"婷婷，过来，不可以吵爸爸。"一个女子轻轻地把小女孩拉离病人身边。

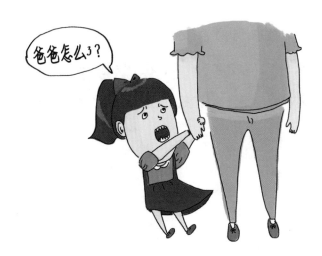

"爸爸怎么了，爸爸要去哪里？"小女孩问女子，那声音是快要哭出来的语调。

我手中擦拭着遗体，眼睛深深地看了小女孩一眼。

深深地一眼。

小女孩还不知道死亡，在她的世界里，生命仿佛会永远绽放，像太阳底下的花朵。

但是仲夏入冬，白天黑夜，转了一圈又会重来，而天人永隔，就是天人永隔。

孩子，我羡慕你不知道死亡，我羡慕你不害怕死亡，但有那么一天，你会和我一样，在十岁的某天，夜里无法成眠，一心想着死亡会是什么样子，但是十岁的你不会有答案，因为你离死亡还太远。

你，或者每一个人，都得用一生来思索死亡这一件事。想通了，就不怕了，但那需要很长的时间。

中秋节

人们常把"无聊"挂在嘴上，以前我也常常这样，但我们之所以感到无聊，是因为我们很幸福。

中秋节，是家家户户团圆的日子。从多年前开始，我们习惯在中秋节这天烤肉，一边烤肉一边团聚。我们家在我正式出来社会工作以前，每年的中秋节都会和家人或朋友烤肉。然而工作以后，这个活动就减少了，有时候因为要上班，有时候则是觉得麻烦。

那年，圆圆的月亮又高挂在黑色的天空，中秋节又到了。下了班，我走在路上，听见和我擦肩而过的路人这么说："没有烤肉的话，中秋节好无聊喔。"

我看着走过去的他们，心里想着刚刚照顾的病人……

几天前，女子被送来病房，原因是营养不均衡而导致的严重

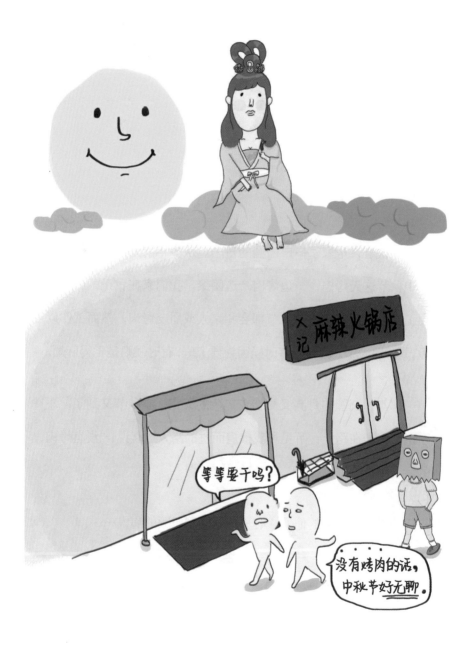

感染。她脸颊凹陷,眼白发黄,眼圈黑得像画了太粗的眼线。我叫着她的名字,她虚弱地哼了一声,眼神空洞地看着前方,无法聚焦。

"家里的经济都靠她,她兼了好几份工作,一整天都在上班,也没什么时间吃饭。"她母亲无奈地说。

女子的母亲没有办法待在医院照顾她,便把女子托付给我们。

晚上,护士铃响,我掀开围帘,一盏微弱的床头灯下,骨瘦如柴的女子映入眼中,我用食指和拇指就能将她的上臂圈起来。我靠近她,一股粪便味袭来。她一脚套在尿布里面,另一脚挂在病床边,摇摇晃晃的,无力将尿布穿起来。尿布不断地从她的腿上滑落到地面。

"你想去厕所吗?"我问。
"帮我穿尿布,拜托你。"女子用气声说着。

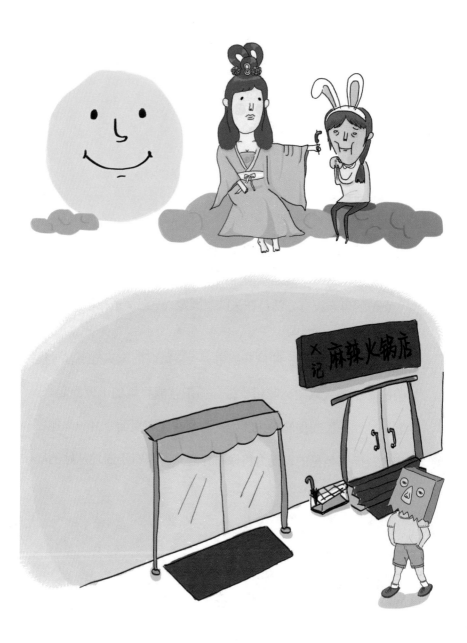

她的要求让我有点心酸。我蹲下来替她将尿布穿好，接着扶她上床。我把双手放在她的腋下用力一撑，她就被我抬了起来，手臂传来的重量很轻、很轻。我把她放在床上，替她盖好棉被。女子闭上混浊的眼睛，我看着床头牌上标示着"38 岁"。

　　女子感染太甚、就医过迟，圆圆的月亮没有看见女子平日的努力，于是就在象征团圆的中秋节隔天，女子过世了。

　　一天又一天，我在生与死的交界处工作；一次又一次，我明白我没有理由抱怨人生。有机会感受无聊，是因为我们很幸福。

地狱

有些画面，很深刻。即使一天天过去，一年年过去，但只要轻轻翻阅记忆，那画面就会鲜明得像刚从动物身上割下的肉，血淋淋的挥之不去。

某一天小夜班，值班护士长打电话问我："你可以到楼下病房帮一下忙吗？他们现在急救，有点儿忙不过来了。"

我答应了。下楼之后，不需要楼下的同事告诉我是哪一间病房的病人在急救，答案就很明显了——所有病房的门都关着，只有一扇房门是开着的。走廊两边聚集着一群人，或站着或蹲着，或坐在地板上。有人正在打电话，有人抱着头，有人眼神空洞。每一个人脸上都覆盖着一层绝望。我快步经过人群，走进那间门没关的病房。

映入眼帘的，如果不是地狱，那地狱又该是什么样子？

病房里弥漫着鲜血和粪便的味道，沾着血的棉被在地上堆叠成山；刺耳的生理监测器不停地尖叫着，监测器面板上不断闪烁着危险数值的红色亮光；氧气面罩发出沙沙声，和机器的声音交错。

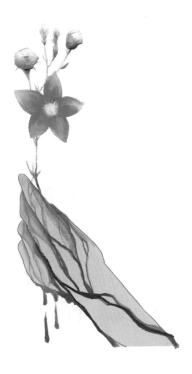

病床上，病人的身体像实验室的青蛙，双手双脚被打开呈大字形。他的四肢冰冷，指甲的颜色是紫罗兰靠近花蕊的淡紫色，中心静脉导管的三条管道分别插在病人的右鼠蹊、左锁骨以及右颈部。总共九条连接病人身体和外界的通道中有六条挂着五百克的血袋。

三千克的血同时进入病人体内，却因为流量的压力太大，身体来不及接收，也来不及从鼻胃管引流，所以灌进去的血直接从病人嘴里溢出来，沿着床单滴下，在地上积成血洼。

病房里，五名住院医生、一群实习医生、六名护理师，一声令下，数个行动同时进行，我们一边工作一边听着简报。

病人三十二岁，胰腺癌末期，稍早时自己走到厕所要小便，却因为双脚无力而跌倒，而偏偏跌倒撞到的地方刚好是肿瘤的位置，然后肿瘤就破了。肿瘤破了是最糟糕的事，输血只是治标不治本，唯有把出血的地方关起来，才有办法救命。然而在场的医

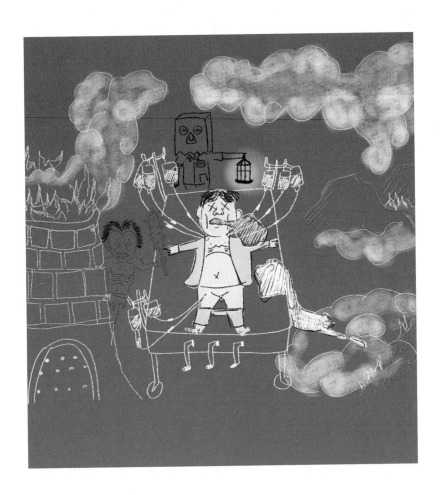

疗人员都知道，这时候把病人的腹腔打开就是死路一条，即使这是唯一的方法。这是一条伪装成活路的死路。

然而病人太年轻，妻子也才刚怀孕，真的无法让人接受他即将死亡的事实……

所有不爱惜自己以及不爱惜别人的任何一个人，请记住，生命随时都有可能在下一个瞬间消逝。希望人们能明白，我们可以选择怎么生活，是因为我们很幸运。有些人却不再有机会做选择。人们没有看过地狱，所以不知道地狱是什么样子的；我也没有看过地狱，但我工作的地方，离地狱很近。请让我再一次发自内心地告诉你们，爱惜自己，爱惜你爱的人，爱惜爱你的人。

我们不能改变命运，但是我们能改变自己。

以爱之名

从出生那一刻起，我们就开始死去。

死亡不是一件短暂的事情，死亡是一个漫长的过程。

这个过程从出生那一刻就开始了。

你眉头深锁地问我："这样做到底对还是不对？"

我直视你的双眼问："如果今天是你，你想要变成这样吗？"

"不要。"你连一秒都没有思考就回答。于是，我垂下眼，不再回话。

夏蝉唧唧，九十三岁高龄的奶奶住院了。艳阳高照，奶奶的膀胱胀得像只忘记吐气的青蛙。湛蓝天空下，奶奶一滴尿也没有，她的肾脏工作了九十三年，歇业了。

几朵白云在天空中嬉戏，奶奶体内的液体积在肺里面，她呼吸的样子像被丢在船板上的鱼。

盛夏入秋，奶奶的肺也开始准备歇业了，但儿子们舍不得，所以决定让奶奶用正压氧气呼吸器。

秋天的第一场台风来了，正压氧气呼吸器二十四小时往奶奶的肺里打气，仿佛敲打着准备拉下的卷闸门说"你敢歇业试试看！"台风把窗户吹得砰砰作响，奶奶本来就不高的鼻梁被氧气面罩压得更扁了。雨过天晴，又是湛蓝的艳阳天，奶奶只要一把面罩拿下来，就喘得像砧板上的鱼……

第二场台风来了又走了。医生说让奶奶好好地走好不好？儿子们愁眉苦脸，说舍不得、好不忍心……

逐渐转凉的秋夜，奶奶仍日复一日地戴着氧气面罩。压扁的鼻梁、溃烂的口腔、无神的双眼，没有终点……

你知道我在说什么吗？

三个月过去了，外面的世界和奶奶一点儿关系都没有，是

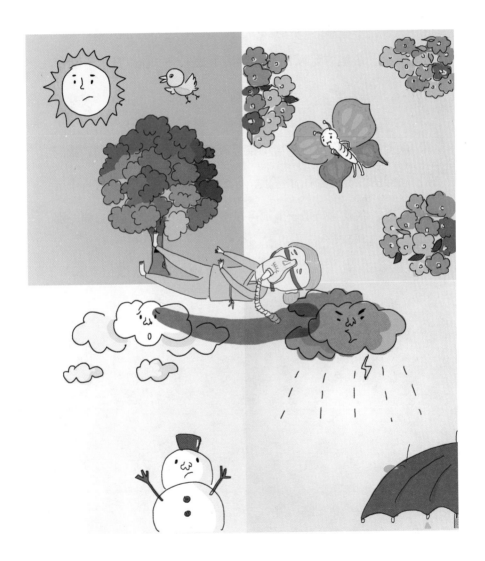

晴天是雨天是把窗户吹歪的台风天……对她来说，都没有差别。因为只有一个地方可以让她继续活下去——一张病床和一台氧气机。

以爱之名，你选择救与不救都没有错。但以生命之名，我问你，同样的情况发生在你身上，你会怎么做？你选择了另一个选项。希望，你能给奶奶一个她可以接受的理由。你说你心痛，那奶奶呢？

从出生那一刻起，我们就开始死去……我们应该用一辈子来告别，而不是用几天几月说再见。

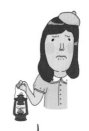

每个病人的故事，都是一本情节迂回的小说。

而在医院，不论停留时间长短，

却几乎能读到他们的全部……

他们不知道这个"起点"，

是重新回到生命的道路，

还是迎接与世长辞那一天，

才是步入另一个世界的开始。

寻找有时，失落有时。

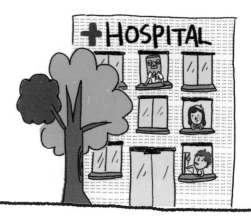

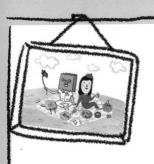

盼望，是大部分病人所怀有的；

绝望，也是不少病人的选择。

生病，是可怕的，蒙蔽了病人的双眼，
只看着死亡，消极地等待那一天；

生病，也是"美好"的，成为病人换取关心的"武器"，
越严重，越有"盼望"。

他们都没有想过，真正的盼望，是什么样子……

什么也不要

阿嬷什么也不要。

一早，窗外的太阳把大地晒成金黄色，阿嬷正用棉被闷着头呼呼大睡。

我用力拉开围帘，大声地对阿嬷说："阿嬷早安！"

阿嬷细细的声音从棉被底下传来。

我扯开棉被，阿嬷胖胖的脸露了出来。我笑了笑，偷偷捏捏她的脸颊。

"噢，你的手好凉！"阿嬷把我的手拨开。

午后，太阳被云层覆盖，大地变成灰色，阿嬷用棉被闷着头呼呼大睡。

我走进病房，大声地对阿嬷说："阿嬷起床吃饭啰！"

阿嬷细细的声音从棉被底下传来。

我又扯开棉被，阿嬷胖胖的脸又露了出来。我笑了笑，两手捧着她的脸。

　　"噢！你的手好凉！我没有什么想吃的东西。"阿嬷又把我的手拨开。

　　阿嬷什么都不想要。

　　阿嬷脸上的皱纹记载着岁月。

　　阿嬷露出缺了好几颗牙齿的笑容。

　　阿嬷的头发稀疏得结上了霜。

　　阿嬷不想吃东西。

　　阿嬷不想起床。

　　阿嬷不想下床走路。

　　阿嬷不想要漂亮衣服。

　　阿嬷不想去想已经过世的唯一的儿子。

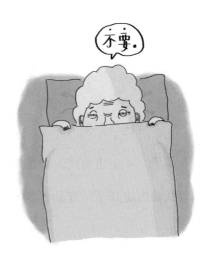

阿嬷什么都不想要。我也想不到能给阿嬷什么东西。

阿嬷对我说："你昨天放假没来就没有那么热闹了。"

然后，我知道阿嬷想要什么了。可是阿嬷，我是不是不应该让你习惯热闹，等你出院，回到疗养院，寂静是不是又会进驻你的生活？

阿嬷呀阿嬷，你是如此可爱，像一团软乎乎的麻糬。

阿嬷的人生走了九十一年，看多了听多了。

没有谁能陪谁到天长地久。

阿嬷很明白。

阿嬷很清楚。

在比较空闲的时段，我就会去吵阿嬷，不让她在大白天睡觉。那天，我走进病房，看她睡得正熟，突然想让她多睡一下，所以我悄悄走开了。等到我要下班的时候，我又走进病房，阿嬷坐在床上睁着小眼睛。

"今天下午睡得比较饱，你今天怎么没有来吵我？"看见我走进去，她这么说。

"看你在睡觉我就没有叫你呀！"这时，窗外突然下起了大雨。我看着窗外白色的雨幕大叫："阿嬷你看，外面雨下这么大，我没有办法回家啦！"

"下雨了？"阿嬷张开小眼睛看了看窗外。

"对啊你看，我要怎么回家！"

阿嬷努了努下巴："要不然你在那边坐一下，等雨停了再回去。"

阿嬷什么也不想要。

阿嬷想要的只有陪伴。

阿嬷这么说："我活太老了，活太老，这样不好。"

这么说的阿嬷，眼睛埋在皱成一块的眼皮下，微微下垂的双颊挤成一团。我看着阿嬷，不知道怎么回话，因为她不需要我的安慰，她说这句话，不是向我寻求慰藉，而是告诉我她一路走来所得到的结论。

阿嬷偶尔睁眼、偶尔叹气，断断续续地说着自己的故事。

十七岁嫁做人妇，她说太年轻不想嫁人，但是在那灰白的年代，女人只是一种筹码。到了夫家，或者打扫、或者洗衣、或者煮饭，一旦没有完成这些事情，随之而来的就是婆家的打骂。

"我多乖啊，那棍子刚举起来我就跪下去了。"阿嬷说着说着，轻轻笑了一声。阿嬷说得轻松，我却听见那声轻笑之后的无奈。

命运像怕阿嬷的生命不够孤单一样，在阿嬷四十岁的时候带走了她的丈夫，然后在她七十岁的时候又带走她唯一的儿子。阿嬷一边说，一边用皱巴巴的手抹了抹眼睛。

"阿嬷不要哭嘛！"我摸摸阿嬷的额头说。
阿嬷又轻笑了一声："我没有哭，没有什么好哭的，只是我真的活太久了。"

有一天下午，我偷了个空，悄悄走近阿嬷的床边。阿嬷被棉被裹成一个蛹的形状，棉被随着阿嬷的呼吸轻轻起伏。我轻轻地坐在隔壁的空病床上，静静地看着睡着午觉的阿嬷。

究竟要活多久，人们才会对自己说："我想要死去了。"

一整天，阿嬷睡觉的时间比清醒的时间多很多。我要阿嬷别

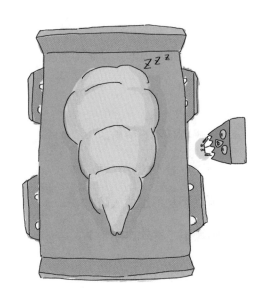

睡，阿嬷却回我："我不睡觉要做什么？"

我回答不出来，因为我不知道阿嬷除了睡觉还能做什么。

阿嬷说没有什么想吃的东西，却吃完早餐就思考午餐和晚餐的菜式，却津津有味地吃着看护买来的西瓜，却对我说她想要吃糖果但是不能吃太多。

阿嬷在孙女来探病的时候，第一句话就说："你没有空就不要来了。"

却对我说："你有空就来我这里坐坐。"

却对其他看护说："那个调皮的小孩今天怎么没有来吵我，那样比较热闹。"

阿嬷不是不想醒着。

阿嬷不是不想吃东西。

阿嬷不是不想要人陪。

阿嬷不是喜欢自己一个人。

而是阿嬷寂寞得只能不想不要。

女孩

进入医院工作以后，很多原本会耿耿于怀的事情，都变得云淡风轻，因为在生命面前，没有什么比活着还要重要。

女孩很安静。清秀的五官、洁净的气息，仿佛不食人间烟火的仙女。

女孩很安静。住院期间，她总是安静地躺在床上，安静地看着电视，安静地回答问题。

女孩很少有情绪。她不会大笑也不会生气，她的情绪一直都淡淡的，她对事情的反应和她的年龄一点儿都不相衬。

淡粉红色的毛帽戴在她光滑的头上，玫瑰色的戒指套在她纤细的小指上，米色的拐杖撑在她瘦弱的肩膀下。一切颜色在她身上都显得太醒目。

女孩安静得很透明。十二岁那年，骨肉瘤让她人生的旋律都变了调。梦想、未来、计划，这些和人生有关的事，都离她越来越远。如今，她才十五岁。

女孩一次的治疗时间大概是一个星期。因为行动不方便，大部分的时间，她都待在病房里面，或者睡觉，或者看电视，但她最常做的事，就是看书。

有一次，女孩的隔壁床上住了一个泌尿道感染的女高中生。女高中生很怕痛，要给她打针，她会讨价还价十分钟……

"你要跟我保证打针不会痛！"女高中生用她尖锐的声音要求。

"打针没有不痛的吧？"我皱眉。

"那我不要打针！"她用力抽回手。

"小姐，不打针要怎么治疗？你是进来治疗感染的吧？我没有时间跟你耗，手伸出来。"

"不可以打很痛喔。"女高中生嘟着嘴，不情愿地把手交给我，很小声地说，但我假装没听到。

当我把针刺进她的血管里，她尖叫："好痛好痛好痛好痛，真的好痛喔！"那声音简直像杀猪。

"一下就好了。"我耐着性子对她说。

但她发疯似的一直尖叫，嘴巴里不停念着"好痛喔""我是不是要死掉了""为什么这么痛？我要死了啦"……

她不断地说"死"这个字，但事实上她和死亡一点儿关系都没有。而和她只隔了一个围帘的女孩，却和死亡只有一线之隔。

我不想让女孩听到这个字眼，那像是在提醒她事实有多残酷。于是我对女高中生大吼："你再说一次'死'这个字，我就要揍人了！"

我很想告诉高中生，等她痊愈之后，有工作、有男友、有出游，还有一切彩色的生活等着她。然而，等在女孩面前的，只有一整片的空白，所以，不要再不知足了。

要离开病房的时候，我关上大灯，转头对女孩说："晚安。"

女孩从书里抬起头，微微一笑，轻轻地说："晚安。"

女孩的微笑，温柔得很透明。

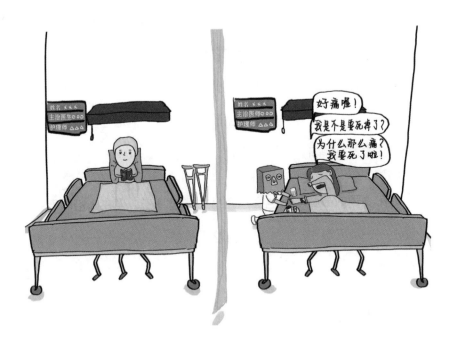

而立之年

我们呼吸得轻松自在，仿佛从来没有注意到自己在呼吸。而他，却像生活中只剩下呼吸这一件事，好像一个不留神，就会吸不到氧气。

我拉开围帘，映入眼帘的是一双眼白泛黄的眼。我轻瞄床头卡，上头写着"34岁"，是而立之年。他躺在橘色床单上，用力张口呼吸，肋骨随着呼吸上下起伏，氧气导管犹如他唯一的救生筏。同年龄的男子在外头为了生活努力打拼，他却在医院里被病魔啃食得骨瘦嶙峋。

在妻子的鼓励下，他好不容易才撑起身子，坐在床沿吃着午餐——一块蛋糕和一瓶牛奶，他吃得极慢，一边喘气一边将食物吞下肚子。

看他辛苦的模样，我轻声对他说："慢慢吃，别呛到了。"

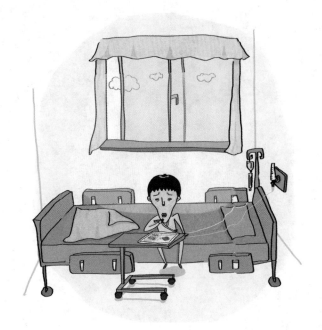

　　说完，我转身要离开，却没想到，他听完我说的话之后，哭了……大颗的眼泪滴落在他的病人服上，留下灰色的痕迹。他细微的啜泣声，随着他瘦弱肩膀的抖动，断断续续。

　　他的妻子蹲在他膝前，轻柔地抚着他的肩膀，柔声说："没人催你，你慢慢吃。"

　　三十四岁，窗外洒落的阳光和他的橘色病床，这些也许是他哭泣的原因。

亲爱的，闭上眼。我在梦里等待，你在梦里出现。我们在梦里相见。你有着阳光灿烂的笑脸，我有着你宽阔厚实的肩，一切一如从前。

所以亲爱的，请轻闭上眼。现在先说再见，我们将在梦里再度相遇。

战士

"想要我的命没那么容易！"叔叔这么说着。

我特别喜欢直率的人，喜欢就喜欢，不喜欢就不喜欢；对不喜欢的人就直接挑明了说，但对喜欢的人会全心全意去对待。叔叔是我喜欢的病人之一。

叔叔是个战士。

两年前，我在他的病床边站了一个小时，只为了听他讲故事。虽然知道再不离开事情要做不完了，却还是忍不住听完他的故事。

叔叔当过佣兵，他闯荡越南和缅甸，为那里的民兵打仗。当佣兵没有酬劳，全都是为了正义。他告诉我那里的样子，说那里的人互相残杀是很平常的事，杀一个人不需要任何理由，只要看不顺眼，就拿起枪来对准彼此；他告诉我战斗的画面，他一边挥舞双手一边说要如何躲开敌人的攻击；他教我拿刀的正确姿势，还教我在野外怎么求生。

每个人都有自己的故事，我听叔叔说着关于他的故事。

我喜欢那些虽然不时会冒出脏话却很讲理的病人。

两年后，叔叔像放了气的气球，原本粗壮的手臂消瘦了许多，体重从八十五公斤降到五十公斤，原本被大块肌肉占据的地方只剩下松垮的皮。肿瘤在他的肚子里作怪，让他整天都肚子痛，完全没有食欲。

然而，即使鼻子插着鼻胃管，他仍然对我说："我可以战胜它，我一定可以，它想要我的命没这么容易。"

叔叔的心智一直都很坚强。

某天，也许是下着令人忧郁的雨使然，当我把药加进点滴里的时候，叔叔对我说："你会骑摩托车吗？"

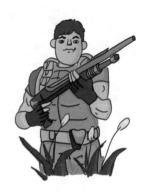

"会啊。"

"普通型的摩托车吗？"

"对啊，普通的摩托车，我记得你骑的是哈雷吧？"

他点点头，看了看窗外说："但我要卖掉了。"

我愣了愣，记得他曾说骑车是他最喜欢的事。

"为什么？"

叔叔无奈地笑了笑。

"我现在已经没有力气骑这么重的车了。"

以往，当我对叔叔说"加油"时，他总是坚定地回我："没错，我要加油，我可以，我一定可以。"

但那天当我再度说了"加油"时，叔叔只是淡淡地说："嗯，我可以。"

在医院工作的这些年，让我知道消磨人心的不是现实也不是人性。

消磨人心的是疾病带来的无能为力。

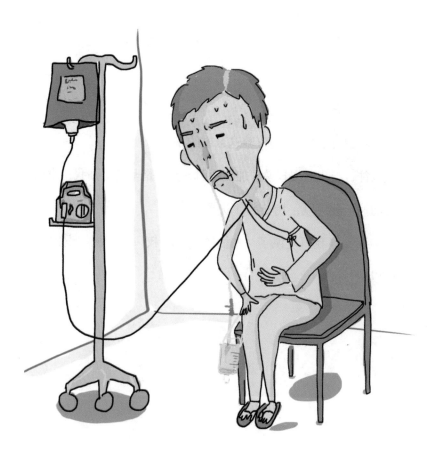

家乡

　　午后，两人房的病房里，阳光洒落在靠窗的椅子上，一缕细小的白色尘埃沿着阳光缓缓上升。连续下了几天的细雨，今天终于放晴了。微带湿气的暖风从窗户缝隙吹进病房，吹散了近日以来房间里的阴晦。

　　爷爷躺在病床上午睡，布满皱纹的眼皮随着呼吸轻轻颤动，大大的肚子上下起伏。我站在床边，轻拍爷爷的肩膀。他睁开绿豆般的小眼睛看着我，我对他笑了笑说："爷爷，我帮你打针喔。"

　　不知道为什么，我很喜欢这个爷爷。也许是因为他长得像弥勒佛，很可爱，也许是因为他安静得像个大娃娃。住院期间，他几乎都待在病房里。即使在没有照顾到他的时候，我也会走进病房里看看他。

　　岁月如梭，时间在爷爷的双手上留下痕迹，布满老人斑的皮肤记载着一甲子的经历。

当我为了帮他打针握着他的手时，爷爷缓缓地对我说出他自己的故事……

"十七岁那年，我被硬生生地带离父母身边，没有拒绝的权利，和一群同样年纪的人一起被推上了船，连目的地是哪里都不知道。直到下了船，才知道原来来了台湾。而这一分别，就是一辈子。"

"你没有再回去过吗？"我问爷爷。

爷爷摇摇头："能回去的时候，认识的人都已经不在了，回去能做什么。"他低着头看着手指，眼神有点怅然。

我想起贺知章的《回乡偶书》：

少小离家老大回，
乡音无改鬓毛衰。

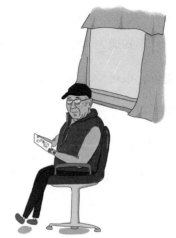

儿童相见不相识，

笑问客从何处来。

小时候念这首诗，不能体会其中所描述的心酸。看着爷爷，我想象着那个年少的他被迫离开时不断回头看着父母的情景，想象着他和父母哭着说再见，但他们不知道，说了再见以后，永远都不能再见了……

爷爷没有白发成霜，也没有佝偻腰背，唯有一丝寂寞攀附眼眶。他说自己一辈子一个人，没念书不认识字，也不喜欢下象棋，平常顶多看看电视。

我能想象电视荧屏里某些故事，在爷爷眼中像远离的过往。我不能想象，一辈子一个人吃饭，一个人走路，一个人买菜，一个人在空虚的黑夜里入眠。

一个人，攒几两钱，为何？

一个人，干几份活，为谁？

几张红色钞票从爷爷老旧衬衫的口袋里露出来，他微颤着手，轻轻地把它们塞进口袋深处。那画面，我看了很想哭。

爷爷说手表一戴几十年，表面被太阳晒得泛黄掉漆，电池也换过好几次，却还是不忍换新的，也没有必要换。而我却忍不住想着，当下次手表没电时，爷爷会不会也一起闭上双眼。

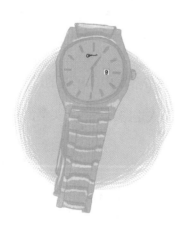

爷爷转头看着窗外洒落的阳光，似乎在想些什么，又像没在想什么，一如他的一生，像有意义，又像没有任何意义。

六十年前离开的家乡，在爷爷脑海中，现在变成什么样子了？

《嫁妆》

夜里，照例巡视病房，我习惯把每一间病房的门都关上。

门牌"05"的病房房门没有关，天花板上的日光灯也开着。我走近病床，盯着床上的人，那是一个常常反复住院、我们都熟悉的伯伯，但现在，躺在床上的他，已经不是我所熟悉的样子。

时间拉回以前。

伯伯傻傻的，很可爱。他总是用呆呆的眼神看着床边的电视，当我们对他说"伯伯我帮你打针"，他就会乖乖地把手伸出来。他的血管并不好找，常常打四五针都不成功，但是伯伯从来不会生气，反而到最后是我们很愧疚地对他说"伯伯对不起"，但伯伯还是一样，他只是傻傻地笑着，一句怨言都没有说。

时间回到现在。

发紫的指尖、无法聚焦的眼神、二十四小时不间断的氧气、发出恶臭的双脚、裹着双脚的纱布上渗出的黄绿色液体……我小声叫着伯伯，伯伯没有回应，他无法像以前一样，傻傻地对我笑。

伯伯常看的那台电视仍放在床边的桌子上，电视荧屏还亮着，正在播放连续剧《嫁妆》，这是伯伯每天都会收看的节目。我在病床旁边站了一阵子，看着伯伯，心中小声地问着：嘿，伯伯，电视还要演好一阵子呢，如果你就这么离开了，你就没办法知道结局了。

我不知道在床边站了多久，不知道盯着伯伯看了多久，直到睡着的阿姨醒来发觉有人站在床边，她揉了揉眼睛看着我，我才发现自己好像有点失态。

"要把电视关掉吗？"我装作没事般问道。

"不用，开着就好，开着就好。"阿姨的眼睛很红。

当我离开病房的时候，电视继续演着，但是伯伯的戏已经要落幕了。

嗯，伯伯，我知道你撑不到隔天我上班的时候，所以我跟你说了再见，希望你听见了。

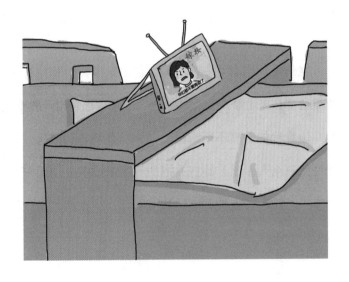

陪伴

对普通人来说，自己一个人是享受，但对病人来说，自己一个人是寂寞。

两年前，她躺在急症室的床上被推进病房，虚弱无力。肿瘤不只占据了她左边的乳房，也占据了她的肺。她连说话都显得吃力，一句话要分成很多次才能说完。眼看时日无多，她却用那骨瘦如柴的身体撑了过去，于是死神将架在她脖子上的镰刀暂时拿了下来。

她是个性格有点古怪的人，住院期间，她都待在床上，吃喝拉撒全都在床上解决，所以她的病房常常散发出一股难闻的味道。她左边乳房的肿瘤不断渗出液体，需要消毒和敷药，但她坚持不让任何一个人看见。她把大把的卫生纸或工业用的布手套覆盖在肿瘤上，防止外衣被肿瘤的脓液弄湿，反正就是不让任何一个人看见她的胸部。

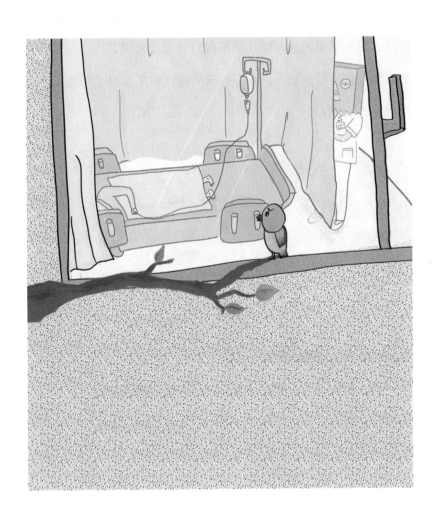

一开始，她很淡漠，不管别人说什么都没有反应；后来随着住院的时间越来越长，她开始和我们聊天。相较于其他大事小事都习惯按护士铃的病人，她那一床的铃声从来没响过，她是全病房最安静的病人。

她总是一个人躺在那里，一直都是一个人。她没有结婚，没有朋友，即使有三个哥哥，她还是一个人躺在那里。其中一个哥哥在她住院第一天出现了一下子，之后我就再也没有看到其他人来过。

夜里巡房，如果她还醒着，我们会聊上几句。我和她说着最近发生的事，她一边听一边回应。我们不聊彼此，只聊一些不着边际的琐事。如果她睡着了，偶尔我会盯着她，想着在夜深人静的时候，她一个人会思考什么事。有时候我很想问她："一个人，会不会寂寞？"

住院半年后，她出院了。
而两年后，她又从急症室被送进病房。她跟两年前一样瘦小，

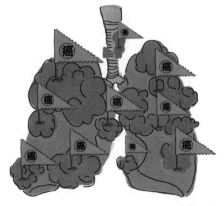

也跟两年前一样，只有一个人。我笑着问候她，她也清楚记得我的名字。而跟两年前不同的是，她的病情变差了，肿瘤在她身上奔走，像拿破仑扩展版图那样。她的肺已经满布肿瘤，她的生命正在走向终点……

医生试图找她家人来解释病情，但是电话被挂了又挂，责任被推了又推，三个哥哥没有人要来。我想，她也知道，只是她从来都不在乎。她和两年前一样，安静地待在病床上。

有天夜里，窗外下着毛毛细雨，她在围帘里安静地睡着，病房里静得只剩下她的呼吸声。

在死神重新拿着镰刀出现在她面前的时候，她是不是希望能在梦里遇见一个可以陪伴她的人，而不是只有寂寞？

体温

多年前，你随便一抹笑、一回头，都能让他对你倾心，不需要任何理由；而多年后，你努力地摆出笑容或演几场戏，都无法吸引他的注意力。

女人看起来很年轻，四十六岁的她看起来像三十岁。白皙的脸、浓厚的妆，还有高得有点不自然的鼻梁。她声音柔和，眼神迷蒙，像是以前常去百货公司喝高级下午茶的那类人。但现在，她待在这里，待在这个充满消毒水味和点滴的地方。

大部分时间，女人都待在病房里，一个人。

女人不常说话，问她问题，她会用迷蒙的眼神看着我，好像听不懂我在问什么，偶尔点点头或摇摇头，但就是不说话。

女人不是不会说话，她只有在特定的时候说话——她丈夫出现的时候。

只要丈夫来，女人就开始说话，说这里不舒服、说身体怪怪的、说头有一点痛、说肚子有点闷，而她对丈夫所说的一切，在他来之前都不会发生，前一秒她还静静地坐在床上。

时间一久，女人的小心思，我们都感觉到了，但是最应该感觉到的人，却没有感觉。只要女人一抱怨，她的丈夫就要我们替她处理或者拿药给她，但他没有发现她的小心思。

其实女人一开始并不是这样的。

我曾经看过女人坐在床上，一脸兴奋地和丈夫分享生活的琐事。她用手比画着，语调激昂，但她的丈夫只是低头玩手机，把她当作空气。他从不留在医院陪她过夜，探视时间一过，他就穿起外套离开。

有一天凌晨一点，我看见他脸色凝重地走来——这不是他会出现的时间，我想着是不是发生了什么事。于是，我跟着他走进

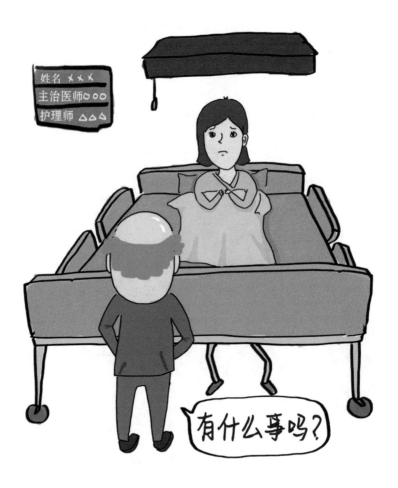

病房。

"有什么事吗？"他对女人说，那语气冷淡得像在和陌生人说话。

"没有……我只是……我只是做噩梦。"女人的声音有点颤抖。

他站在床尾，手插在外套的口袋里，"所以？"他看着她——就只是看着。

"我……我睡不着。"女人看起来快要哭了。

但他仍插着手站在床尾，表情不耐烦。

"你可以打一针让她睡吗？"他转头对我说。

生病的大人就像孩子，吵闹是为了吸引在乎的人的注意力，但大部分人都不了解这一点。

女人的丈夫也是。

女人太寂寞了。

病情到了末期，陪伴女人的，还是只有寂寞。

我把红外线额温枪从女人的额头扫至耳后，哔哔几声，我反手看着体温枪上的液晶屏幕，38.2度。我用手掌摸上她的额头和颈部，很烫。我小声地对她说："你发烧了，我去拿退烧药给你。"

我转身要离去，女人却伸出右手抓住我的左手臂。这是她从来不会做的事，她总是安静地坐在床上不说话。被她抓住的左手臂传来一股热烫的温度，而在我还没反应过来的时候，女人小声地对我说："这样，算发烧吗？"

我在心里叹了口气，拍了拍她的右手背，然后又伸手摸摸她的脖子，"嗯，你发烧了。"她才将手放开。

其实女人要的，只是一点点肢体接触和陪伴。

亲爱的朋友

生老病死，是医院的景象。

身为医疗人员，我们常常会把死亡以外的事情看得很淡。

然而终有一天，我们也会面临死亡这件事。

亲爱的朋友，如果死亡的那一天到来，你是否会这样找寻我，我是否会这样找寻不到你？

某一天，来了一个爷爷，他走到护理站前，向我们询问一个名字。我听到那个名字，似乎有点熟悉，但又有点陌生。爷爷转动摆着病人名牌的转盘，用他那双戴着老花眼镜的眼睛不断寻找着他口中的人，但是名牌里面没有他说的那个人，不论他怎么转动都没有用，名牌里就是没有他说的那个人。

"拜托你们帮我查一下，拜托你们帮帮忙，他是我的老朋友，

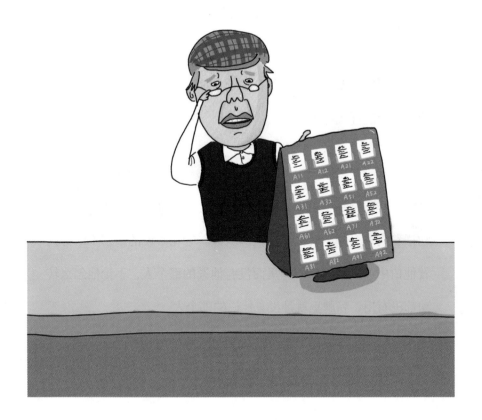

我一个月前来看过他,拜托你们帮忙查一下他住在哪里。"爷爷说。

无论我怎么对他解释,我们没有办法找到这个人的资料,他都无法理解。对于只想见到老朋友的他来说,没有任何事可以阻挡他的坚持。于是,我耐不过他的坚持,翻出上个月的病人名单。名单上有数百个人名,我一个一个地看,还是没有找到他说的名字,住在那床的病人在一个月之间换了又换……我一边翻找,心中渐渐升起熟悉的感觉。这种感觉,是工作以来一天又一天、一次又一次慢慢累积、慢慢沉淀出的,对生命逝去的熟悉感觉。

如果有一个名字,对于护理师来说,陌生,却又熟悉,这就足够替任何一个寻找病人的访客写下结局。

我把名单合上,对爷爷说我找不到这个人。他用手指敲了敲脑袋,然后念了一串数字,请求我替他打这通电话。第一次我拒绝了他,因为这时候的我大概知道他的寻人之旅会有什么结果,而我不想成为告诉他结果的人,那太难过了。但是他不断请求我,我没有办法拒绝第二次。

我拿起电话拨了他口中的号码，响了四声之后，电话接通了，话筒里传来一个年轻男子的声音。我报上自己的身份并说明来意，男子听完之后，他停顿了一下，那短暂的停顿更让我确定了我熟悉的感觉。

"不好意思，麻烦你告诉他，就告诉他我爸爸现在正在休养，不方便见人。就这样告诉他好吗？谢谢你。"

挂了电话，爷爷紧张地看着我，我从他的眼中看见浓浓的希望。我照着男子说的话说了，接着我看见希望顿时化作失望，爷爷喃喃自语："是吗，不方便见人？这样啊……"

在我工作的病房，如果你找不到一个人，那么也许，你这一辈子都找不到了。

亲爱的朋友，离别那一天终究会来的。

你希望最后一面能够流着泪和彼此好好说再见，还是希望就停在彼此拥有的彩色回忆里面？

我不想对爷爷说，他再也不能见到老朋友了，无论他怎么找都找不到了，无论他怎么找都找不到了呀，我真的说不出口。

亲爱的朋友，时间不断往前，我们相识有多久，道别就有多难。

小时候的我们还学不会珍惜，我们奢侈地浪费彼此的光阴，当意识到岁月像从指缝间慢慢流逝的沙砾，才试图要紧紧抓住，却发现流逝的速度越来越快。最后留下的，只有满掌的惆怅。

嘿，爷爷，找不到也没关系，如果你的朋友知道曾经有个人这样找寻他，他会很开心的，他不会怪你的，所以爷爷，找不到也没关系的，好吗？

残酷

最残酷的，不是你爱的人不爱你，离你而去。

最残酷的，是你爱的人不爱你了，却不让你离去。

时间往前，我站在病房前发药。你悄声走来，将一只塑料袋递给我。我不经意地往袋子里看去，袋里装着一个面包和一杯饮料。

你笑着说："给你，辛苦你了，只是小点心而已。"

我对你说了谢谢，你边笑边对我说你要出去一下，晚一点再回来。你嘴角的酒窝若隐若现。

时间往后一点，我走进病房，病房里灯光不太亮，耳边传来生理监测器的警报声。拨开围帘，我看见你紫红色的肿胀脸庞、你瞳孔放大的无神眼光、你僵硬打直的白色脚掌。

那一瞬间，我说服不了自己躺在眼前的人是你。因为化疗而掉光又好不容易新长出来的短短的头发、肿胀但却没有变形的小巧五官，一切都一模一样，但我不敢相信在我眼前的是你。

如果可以，躺在我眼前的可不可以不是你。

我在你耳边小声叫了你的名字，你放大的瞳孔没有任何反应，一如我所料，你只是不停地全身颤抖。我把手掌轻轻放在你的额头上，掌心传来滚烫的温度，呼吸器不断打着气，气管内管霸占着你的喉咙。

你微微张嘴，像吸不到氧气的鱼。我又叫了一次你的名字。
嘿，你还能认得我吗？
你总是对我笑着说会努力撑过死亡悬崖，如今，命运已经到了让你无力抵抗，只能跳下去的时候了。

不久之前，我曾经写了张卡片给你，上面写满了祝福和鼓励，但就是没有写下早日康复的话语。

身为医疗人员，不切实际的"早日康复"，是无法对那些不会康复的病人说出口的。我希望你能够活下来，但同时，我也知道你的生命已经在倒数了。

你的人生像写坏的剧本。

丈夫外遇没有停过，女人一个又一个地换。当你知道他是这种人的时候，已经是两个孩子的母亲了。小女儿的心脏和肾脏生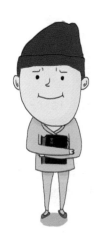下来就有缺陷，你一个人带着她四处寻医，一个人承受着莫大的压力。而压力终究对你产生了影响，肿瘤在不知不觉当中进驻你左边的乳房。每一次，你都独自拿着住院单来到病房。

"我已经习惯一个人了。"你说，然后摸了摸头发掉光又长出短毛的脑袋。

"你先生呢？"

"不知道，也许在某个女人那里吧。"你苦笑，手中紧紧抓着那本精装外壳的《圣经》。

"以前会怨恨，但是现在我不想管他了，我只想活下去，为了女儿。"

你和我说了很多次会加油，要努力活下去，而我除了笑之外，从来没有回应你的愿望，因为我知道，这愿望太渺小。在你身上的肿瘤像拿破仑扩展版图那般有野心，你的肺、骨头和大脑，全都成为肿瘤的殖民地。

我知道，你赢不了这场战争。即使我多么希望你能赢。

我小声地在你耳边对你说了再见，你那双上翻的眼球持续抽动。你在这里，但你也不在这里了。我走出病房，在走廊上看到一个男人，那似乎是你先生。我眯起眼睛，看着正在讲电话的他。

嘿，阿姨，是他说要替你插管的吗？他以为这么做可以弥补对你的罪过，在最后一刻才摆出先生的样子做决定，好让你的爸妈以为他很在乎你，好让他自己心里安慰一点。

　　我盯着他，我很想问他，还要假装关心你多久？每一次你一个人来化疗的时候，他在哪里？他怎么可以厚颜无耻地在你无助的时候跟别的女人出去玩，他在你最需要支持的时候却只剩下床旁桌上的那本经书？他为什么要在最后一刻才摆出很爱你的样子？

　　为什么？

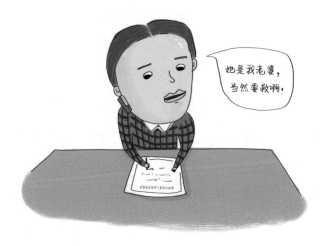

如果他在乎，就应该知道你已经病入膏肓。

如果他在乎，就应该知道插管对你来说只是延长痛苦。

如果他在乎，你就不会总是对我无奈地笑着说："让他去玩吧，我现在没有心力管他了。"

最残酷的事，绝对不是你爱的人不爱你，离你而去。

最残酷的事，是你爱的人不爱你了，却仍以"爱"之名不让你离去。

情伤

很多事，在决定之前，再想一遍。

只要再想一遍，也许会有不同的结局。

下午，我站在护理站前，熟悉的外勤大哥走来，看了一眼窗外对我说："学校那边有学生跳楼。"

"为什么？"我停下手里的工作。

"好像是女朋友要和他分手吧，牙医系的，从十二楼跳下来，到医院的时候已经救不回来了。"

听完，我的思绪回到十年前，那一场告别式，我同年同学的告别式，源于一样的理由——他的心被爱情伤透了，所以，他选择从高楼跳下去，结束了仅仅十七年的生命。

我记得，瞻仰遗容的时候，我绕着棺木看着他躺在那里的遗

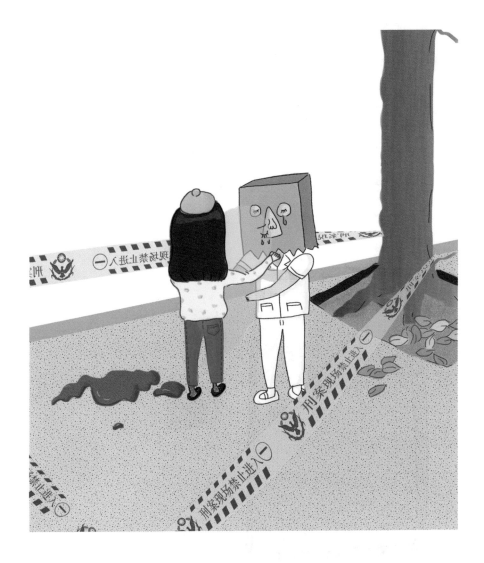

体，那张化过妆的脸看起来好像是被做成他模样的蜡像，但却不是蜡像。记得那天我没什么特别的情绪，好像只是一件事情发生了，而我就这么接受了。

　　十年后，我整日被死亡环绕，生命来了又去，我却有话想对他说。下班后，我写了一封信，写给已经离开了很久的他，也写给很多被爱情伤透的人。

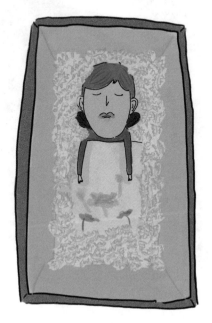

嘿，同学。

放学时间。路上，迎面而来，一对又一对高中情侣。我看着他们打打闹闹，手牵手，散发出一股青涩。年轻真好。

经过他们的我，一边这么想着，一边笑了出来。然后，我抬起头。上面是有点淡蓝的天空，我想起十年前那一场告别式。

嘿，同学。

你的告别式已经过了十年，我翻找回忆，却找不到你在我心中的形象。唯一深刻的，是你躺在棺材里那张脸庞。

微凉的太阳天，是还不够冷冽的冬风挑拨，还是不够暖和的阳光驱使，让你选择在那般舒适的日子里随风而去。

人们说，是积了几世的德，才换来一次身为人的机会。如果在踏出那注定会跌落地面的脚步之前，再想一遍，人生除了爱情之外，还有更多值得你花费心思的事。爱情被媒体渲染得太过激情，然而，走到尽头时不过都是同一个样子。

嘿，同学。

十年前的那天，我看着你躺在那里，好像只是睡着了，又好像是做成你样子的蜡像，这是和世界说再见的最差劲的方式。

如今，十年过去了。身为护士，我每天每夜看着病人们努力活着，即使活下来的概率微乎其微，他们还是不肯放弃。那让你受伤的爱情，在他们眼中只是一碟不入眼的小菜。

破裂的爱情，伤一伤、痛一痛、哭一哭……就让它过去吧。是你的就是你的，不是你的，就让它去吧。

多希望在你决定从高楼坠落地面之前，带你来我工作的地方看看。请你待着看着等着，亲眼感受着，你就会明白你在乎的爱情，在生命面前，渺如尘埃。

而你区区十七年的努力，还不够资格成为一具冰冷的躯体。

嘿。同学。

十年过去了，希望你已经离开那个你狠狠坠落的地方，到新的轮回里去了。

很多事，在决定之前，再想一遍。

只要再想一遍，一定会有不同的结局。

一定。

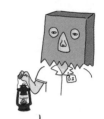

也许，病人所恐惧的，不是走到生命的尽头。

他们只希望，卧病在床的时候，

能感受到切实的温暖。

我们的每一字每一句每一幅画，

都是病人用生命写给我们的故事。

从零到现在，

我在医院里看到的，

从那些人身上所得到的领悟、感动、感受，

让我每一分每一秒都在反省自己。

创作的最终目的，

就是让人们好好看看自己。

谢谢大家。